Speaking Medical English
Teaching and Learning Advice

Dr.リトルが教える
医学英語スピーキングが素晴らしく上達する方法

ドーリック・リトル［著］
Doric Little

町 淳二［監訳］
Junji Machi

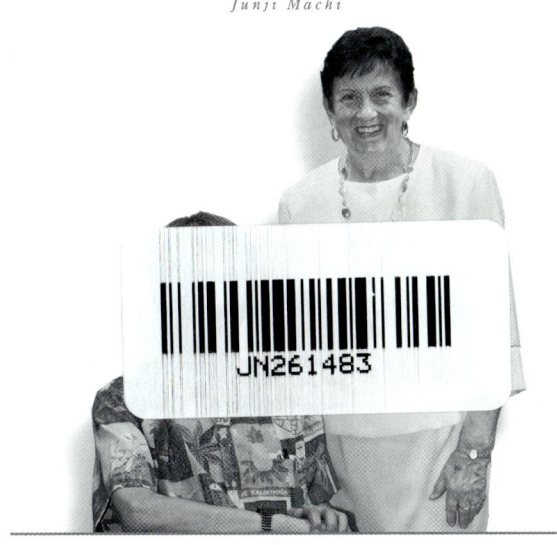

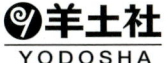

本書の印税は，著者ドーリック・リトル氏，監訳者町淳二氏，翻訳者全員の意向により，NPO法人野口医学研究所に全額寄付され医学教育活動に充てられます．

謹告

　本書に記載されている診断法・治療法に関しては，発行時点における最新の情報に基づき，正確を期するよう，著者ならびに出版社はそれぞれ最善の努力を払っております．しかし，医学，医療の進歩により，記載された内容が正確かつ完全ではなくなる場合もございます．
　したがって，実際の診断法・治療法で，熟知していない，あるいは汎用されていない新薬をはじめとする医薬品の使用，検査の実施および判読にあたっては，まず医薬品添付文書や機器および試薬の説明書で確認され，また診療技術に関しては十分考慮されたうえで，常に細心の注意を払われるようお願いいたします．
　本書記載の診断法・治療法・医薬品・検査法・疾患への適応などが，その後の医学研究ならびに医療の進歩により本書発行後に変更された場合，その診断法・治療法・医薬品・検査法・疾患への適応などによる不測の事故に対して，著者ならびに出版社はその責を負いかねますのでご了承ください．

推薦の言葉

　Dr.Doric Little との付き合いは長い．ハワイ大学・医学部との邂逅はDr.Satoru Izutsuとの出会いから始まる．そう，丁度今年で25年目となっている．

　Dr.Izutsuが成した現在のハワイ大学医学部，特にその情報・指令の発信地である，JABSOM (John A. Burns School of Medicine) Medical Education Building完成に費やした彼の努力は並大抵のものではなかったと思う．Dean（医学部長）が何代替わろうとも，厳として彼がリーダーシップを取り続けた所以がJABSOMにはある．

　Dr.Izutsuの計らいにより始まったハワイ大学医学部における若い日本人医師の研修プログラムは年を重ねるに連れて充実しているが，初期の躓きと問題になったのは，日本人医師のMedical Expertiseに不足はなさそうだが，ときどき何を言っているのか分からない，ということであった．

　そこでDr. Doric Little教授の登場となる．威風堂々とは男子（おのこ）を表現する言葉であるが，正にDoricはその言葉に当てはまる雄大な女子（おなご）である．身体に似合わぬキュートな顔と声に魅せられながら適切なMedical Englishの教授を受け助けられ，研修を有意義なものとした日本人医師は多い．

　カリフォルニア州にまでその商圏を広げる大農園主のご主人，ハンサムでそれぞれに生き方を持ちVividな活躍をしている二人の息子さんに囲まれ，幸せな人生を送る彼女には余裕がある．この余裕が彼女のEducation ProgramのEspritとQualityを限りなく高めている．

　そのせいあって，この教本は確たる理念と説得力に溢れている．私も英語では苦労をした一人であるが，私の経験を通して言えるこ

とは，"思い立ったが吉日"である．この中身の濃いPracticalな教本で日米にまたがる医学・医療のProfessionalをめざす医療人は，今日から生きた英語を学んでいただきたい．日本人は母音の強い日本語で育って来たために，A, I, U, E, O の発音が語彙一つひとつに入ってしまう．そのくせ，語尾のs, th, f, vは消え入るようにかすれていく．

私にも苦い思い出がある．米国・東海岸へ向かう飛行機の中でキャビンアテンダントから"Coffee or Tea"と聴かれ，"I'm fine"と礼儀正しく答えたのに，"Wine"を持って来られたときの苦笑い．他愛ない笑い話であるが…．

しかし，Doricが教えるMedical Englishは笑い話では済まされないことを読者に語っている．よく言われるthの発音を例に取っても，stの発音をしてしまえば「息切れ (shortness breath)」が「ぺちゃぱい (shortness breast)」になってしまう危険性をもっており，これは医療人として苦笑いでは済まされない．

とまれ，Doricの凄いところは，English Practiceを通して医療人の全人格形成の示唆をしているところである．正確な英語を話すこともさることながら，立居振舞，物腰態度，医療人に求められるCredibility⇔信頼に値するモノ，これをどう醸し出すかについても貴重な助言をしている．

医療人に"沈黙は金"はない．Debate，はたまたHot discussionの機会は嫌でも訪れる．そんなとき"わたちは違う思う，それ良くない，これちなきゃダメある"としか言えなければ，理論的に正しかろうとも半分しか聞き入れられない．

また，彼女はMedicalese（医学俗語，これ自体が俗語である）についても多くの事例を引用し説明するだけでなく，ひいてはAbbreviationやSlangに至るまで懇切丁寧に教えている．そして，俗語や簡略英語についても発音を曖昧にせず，正確にするよう心掛け，さらにそれらを使う際は時と場所とシチュエーションにおける

留意を十分するべきである，とImplyしている．何故ならば，彼女の言う，言葉の構成，レトリック（修辞法），ジェスチャー等々すべてが相手に対して表現されるもので，間違った導入部は最後までこれを引き摺り，その相手に対する全体のImpression（印象）になってしまうからである．

　この教本を通じて米国を知り，医学に必須の適切な表現を心得，相手（特に患者さん）に信頼される，Credibilityの高い医療人になっていただきたい．医療に携わる諸氏にこの教本は必ずや座右の書になると確信している．

　Ever onwards,

2012年11月

米国財団法人 野口医学研究所
創立者・名誉理事
医学博士　浅野 嘉久

Preface

While this book is aimed at the Japanese Medical Scholar, representatives of other professions have claimed it useful and appropriate to their speaking needs. The key to learning effective communication skills, regardless of which profession you have chosen, is both knowledge and motivation. It is my belief that successful study in the USA requires a genuine interest in communicating in English and lots and lots of practice.

Having compiled and written this text, I have realized that this text is as much for teachers as it is for students. It contains advice and commentary based on forty years of teaching rhetoric and public speaking and fifteen years focusing on teaching medical communication. The information in this book is designed to be understood, useful, and practical. In addition to the basics of patient presentations, essays are included and may be used as teaching aids.

Doric Little, Ed.D

序

　本書に記載されている内容は，日本の医師や医学者を対象にしていますが，他職種の医療従事者からも，プレゼンテーションに役立つ必要なエッセンスが盛り込まれていると評価をしていただいています．どのような職種にも関係なく，効果的なコミュニケーションスキルを学習するための鍵は，知識と動機づけの両方です．私は，アメリカで学術的に成功するためには，英会話に対する純粋な興味と多大なる訓練が必要である，と確信しています．

　この本の執筆と編集を通して，学生ばかりでなく，指導する立場の方にも有用な内容であると感じています．本書の中には，私が実践してきた40年間の修辞学教育とパブリックスピーキング，15年間の医学コミュニケーションの教育に基づいたアドバイスやコメントが詰まっています．また，本書に記された情報は，理解しやすく，現場で使いやすく，実践で役立つように構成されています．患者さんのプレゼンテーションの基本に加えて，エッセイも含まれており，教育の一助としてお使いいただければ幸いです．

2012年11月

教育学博士　ドーリック・リトル

監訳の序

「スピーキング・スピーチ」力：コミュニケーション・対人関係・患者ケアのカギ，そして英会話を楽しむコツ

　アメリカ在住で日本を愛する医療者・教育者として，Dr. Little の本書は "MUST" です!!! それはなぜでしょう？

1. 医療においてコミュニケーション・対人関係などのためにスピーチ力は必須．
2. Global health and medicine の習得に English Speech は必須．
3. 将来を担う・世界に羽ばたく皆さんには必須．
4. 優れたスピーチで自信がつく．
5. そして何より，English Speech が楽しくなる．

　「医はサイエンスと同時にアートである」ことは皆さん認識されておられますが，それを実践する医師ら医療者の育成にも，① Medical knowledge や② Patient care といったサイエンス面ばかりでなく，③ Professionalism，④ Self-improvement，⑤ Interpersonal skills，⑥ System-based practice といった医のアート面にもかかわる項目も確実に教育し評価しないといけないはずです．これらの 6 項目は ACGME（Accreditation Council for Graduate Medical Education, アメリカの卒後臨床研修評価認定機構．http://www.acgme.org）が定めた研修のゴール（Outcome, Competency）のスタンダードです．特に Communication/Interpersonal skills には当然必要ですが，その他の 5 項目習得にもスピーチ力上達は不可欠です．

　また昨今，海外に飛び出る日本の若者が少なくなったと聞き心配しています．最近（この IT 時代にもかかわらず），さまざまな（医療以外の）分野でグローバル化や国際基準，海外からの日本侵入が進み，まさに黒船襲来，鎖国日本の開国要請といったことを感じるのは，海外から日本を見ている私だけではないはずです．国内での

医療でもGlobal health and medicineの習得は必要で，その観点からアジア各国と比し日本は，海外の優位点を迅速に導入する（改革する）ハングリーさに欠けています．Globalizationは日本のAmericanizationでもなく日本がその荒波に飲まれることではありません．日本には医療などでも優れた面や人材があり，世界のよい面・標準を受け入れるとともに，日本の素晴らしい面を世界に発信することこそGlobalizationと捉えてほしいです．日本国内の現状に安住せず開国するには，今後の日本を担う皆さんが自ら海外に出る・世界に羽ばたくことが必要でしょう．そのためには英語スピーキング能力・スピーチ力は必須です．

　本書でDr. Littleが説いている①エートス（Credibility，信頼），②パトス（感情），③ロゴス（論理）を習得し状況に合わせて適切に適時活用することで，皆さんのスピーチはより効果的・魅力的となることでしょう．それは皆さんのプレゼンテーション・コミュニケーション・学会発表，更には日常会話の上達に繋がり，それが自信となります．その自信はさらに皆さんのCredibility（信頼）を高め，スピーチの好循環を生みます．何よりEnglish speaking/Speechがエンジョイできるようになります．

　さて皆さん，本書をReady to read，そしてReady for speech!!!

2012年11月

ハワイ大学医学部外科教授
野口英世記念米国財団法人野口医学研究所理事長
東京ベイ・浦安市川医療センター（Noguchi Hideyo Memorial International Hospital）NKP研修委員長
町　淳二

Dr. リトルが教える
医学英語スピーキングが素晴らしく上達する方法

症例プレゼンや日常臨床, 学会発表などで
聞き手を惹きつける話し方の秘訣と英文例

推薦の言葉 .... 浅野嘉久　3

序 .... 翻訳：藤谷茂樹　6

監訳の序 .... 町　淳二　8

序章　Dr. リトルの英語スピーキングクラスへようこそ！
翻訳：藤谷茂樹

1 "The proof is in the pudding.（論より証拠）" 18

2 "Sensei（先生）" 20

第1章　Credibilityって何？
～デキる話し手はココが違う！
翻訳：井上信明

1 アリストテレスに学ぶ信頼される秘訣 25
　1 アリストテレスの考えるエートス（credibility）とは？ 25
　2 Dr. リトルが考えるエートス（credibility）の構成要素 27

2 何がCredibilityを形作るのか？ 28
　1 すでに与えられているもの（The givens） 28
　2 評判（Reputation） 29
　3 服装と身だしなみ（Dress and grooming） 30

- **4** 話の内容と構成（Content/Analysis） ... 32
- **5** 話の伝えかた（Delivery） ... 33
- **6** 使用する言葉（Language） ... 37

3 おわりに　43

★ 訳者コラム　アメリカ臨床留学を成功させた日本人医師が教える秘訣

- **その1** プロフェッショナルとしての英語を身につける方法　井上信明　44
- **その2** まずは「泳ぎかた」を覚える　岡本 耕　48
- **その3** 臨床留学のタイミングを逃すな！　岸本暢将　51

第2章　Credibilityをゲットする英語スピーキングの秘訣

1 症例プレゼンにおける話の内容と構成（content/analysis）の秘訣　翻訳：岡本 耕　56
- **1** 「正しい」プレゼンの基準 ... 56
- **2** 大まかな基準 ... 57
- **3** プレゼンテーションする項目とその順番 ... 57

2 症例プレゼンにおける話の伝えかた（delivery）の秘訣　翻訳：岡本 耕　59
- **1** ボディランゲージ（Body Language） ... 59
- **2** 声（Voice） ... 60

3 症例プレゼンにおける使用する言葉（language）の秘訣　翻訳：岡本 耕　61
- **1** 事前に理解しておくこと（Comprehension） ... 61
- **2** 発音（Pronunciation） ... 62
- **3** 明瞭に話すこと（Articulation） ... 62
- **4** その他の注意点 ... 63
- **5** さらなるコツ ... 63

4 日本人医師はココが苦手！　　翻訳：ビークロフト三枝絵美　64

1. "r" と "l" ... 64
2. "sh" と "s" ... 64
3. "g" と "a" ... 65
4. 使用頻度が高く，発音を誤りやすい16単語 ... 65
5. 語尾の "a" ... 67
6. 恥ずかしい結果となる医学用語 ... 67
7. 重ねて忠告 ... 68
8. アメリカ人医学生も苦戦する単語 ... 68

5 知っておきたい医学俗語（Medicalese）Part 1　　翻訳：瀧香保子　70

1. Irregularly irregular（不規則な不整脈）... 70
2. Presented with（〜で来院した）... 71
3. Appreciate（が認められる）... 71
4. Grossly Normal（ほぼ正常）... 72
5. Night Float（ナイトフロート）... 72
6. In House（インハウス）... 72
7. Status Post（〜後）... 73
8. Subjective Weakness（自覚的脱力感）... 73
9. Productive Cough（痰を伴う咳）／Non-productive Cough（痰を伴わない咳）... 73
10. Establish a Care（かかりつけ医をもつ）... 74
11. Secondary to（〜による）... 74
12. Resection（切除）... 74
13. Erythematous（紅斑性の・赤い）... 75
14. Wise（〜に関してはぁ〜）... 75
15. Pimp（ピンプ）... 75

6 これは役立つ医学俗語（Medicalese）Part 2　　翻訳：筒泉貴彦　77

1. Supra（〜以上の，過剰の）／Sub（〜以下の，基準以下の）... 77
2. Passive Motion（受動的運動）... 77
3. Focal（局所的な，焦点である）... 78
4. Obtunded（意識のレベルが悪い，傾眠状態の）... 78
5. Resident（研修医）／Intern（初期研修医）... 79
6. Mechanical Fall（力学的要因による転倒）... 79
7. Etiology（原因，病因）... 80
8. Essential（本態性の）... 80
9. Idiopathic（特発性の）... 80
10. Anicteric（黄疸のない）... 81

- 11 Injected（充血した） ……… 81
- 12 Incarcerated（陥頓している） ……… 81
- 13 Early Satiety（早期に満腹感を覚えること） ……… 82
- 14 Afebrile（発熱していない） ……… 82

7 さいごに
翻訳：筒泉貴彦　83

★ 訳者コラム　アメリカ臨床留学を成功させた日本人医師が教える秘訣

その4	研究留学のススメ	ビークロフト三枝絵美	85
その5	アメリカ臨床研修に不可欠の要素	瀧香保子	89
その6	よく話し，よく備える	筒泉貴彦	92

第3章　Dr. リトルが実践するメキメキ上達する英語スピーキング指導術
翻訳：荻原 慎

- 1 口頭でのフィードバック ……… 96
- 2 自宅練習 ……… 96
- 3 音声付き辞書 ……… 97
- 4 グループレッスン ……… 97
- 5 ときにはふざけたり，大げさに ……… 97
- 6 冠詞 ……… 98
- 7 生徒同士で教えあう ……… 99
- 8 ジェスチャーはほどほどに ……… 99
- 9 他人とではなく，自己との戦い ……… 99
- 10 間違いを恐れない ……… 100
- 11 その他 ……… 100

★ 訳者コラム　アメリカ臨床留学を成功させた日本人医師が教える秘訣

その7	外科医の目から見たプレゼンのコツ	荻原 慎	102
その8	書く，間をとって調べる	波戸 岳	105
その9	自信をもち，プレゼンの流儀を身につける	藤谷茂樹	108
その10	自分の力を発揮するために必要な3つの要素	本田 仁	111

第4章 人のフリ見て我がフリ直す スピーチ実例徹底解剖

1 ここがスゴイ！バラク・オバマの演説・レトリック　翻訳：波戸 岳　116
1. はじめに ……………………………………………………… 116
2. 一般的な観点から批評すると… …………………………… 118
3. 修辞的な観点から批評すると… …………………………… 125
4. まとめ ………………………………………………………… 139

2 反面教師!? サラ・ペイリンの演説　翻訳：本田 仁　140
1. はじめに ……………………………………………………… 140
2. そもそもレトリックだろうか？ …………………………… 141
3. 批評のまとめ ………………………………………………… 142
4. 問題点の詳細 ………………………………………………… 142
5. まとめ ………………………………………………………… 145

★ 著者コラム　Dr.リトルのニッポン観察録
その1 日本人女性の隠れた力　　　翻訳：ビークロフト三枝絵美　147

第5章 海を渡り成功を収めた6人の侍たち ～英語スピーチ上達の道

■ Doctor #1　翻訳：藤谷茂樹　152
本人からのメッセージ＜藤谷　茂樹　医師＞

■ Doctor #2　翻訳：井上信明　154
本人からのメッセージ＜井上　信明　医師＞

■ Doctor #3　翻訳：波戸 岳　156
本人からのメッセージ＜波戸　岳　医師＞

■ Doctor #4　翻訳：本田 仁　157
本人からのメッセージ＜本田　仁　医師＞

■ Doctor #5　翻訳：筒泉貴彦　159
本人からのメッセージ＜筒泉　貴彦　医師＞

■ **Doctor #6** 翻訳：岡本 耕 160
　本人からのメッセージ＜岡本 耕 医師＞

★ **著者コラム　Dr. リトルのニッポン観察録**
　その2　日本人男性は隠れた紳士　翻訳：荻原 慎 162

著者のあゆみ
～Dr. リトルの国際的で credible な経歴をひもとく
翻訳：岸本暢将

1 国際的な教育　Dr. リトルの履歴書
　1　始まり 165
　2　家庭教師 166
　3　ハワイ大学医学部での教育 167
　4　大阪学院大学での授業 168
　5　ハワイ大学研修プログラムのコンサルタント ... 169
　6　ワークショップ 169
　7　褒賞 169

付録　プレゼン評価シート　翻訳：瀧香保子　170
あとがき　翻訳：岸本暢将　174
索引　176

本書の読者の皆様へ　羊土社ホームページ特典

本書『Dr. リトルが教える医学英語スピーキングが素晴らしく上達する方法』の特典として，下記手順により羊土社ホームページで登録をしていただくと，本書の理解に役立つ動画と英語原文をご覧いただけます．

▶ Dr. リトルがスピーキングクラスで実際に教えている**症例プレゼンテーションの動画**を多数順次公開！
▶ 本書のもとになった**英語原文**※を掲載！
※ドラフト原稿のため，本書とは一部異なりますので，誤植等を含めご容赦ください．

【閲覧のための手順】　下記URLへアクセスしてください．
　http://www.yodosha.co.jp/drlittle/

アクセス後，表示される説明に従って，**羊土社ホームページ会員・羊土社メディカルオンライン会員**の**本書ご購入者登録**をしていただき認証が完了すると，特典ページで読者限定動画・英語原文をご覧いただけます．

著者・監訳者・翻訳者一覧

著

ドーリック・リトル（Doric Little）
ハワイ大学ホノルル・コミュニティー・カレッジ名誉教授
大阪学院大学名誉教授
ハワイ大学医学部准教授

監訳

町　淳二（Junji Machi）
ハワイ大学医学部外科教授
野口英世記念米国財団法人野口医学研究所理事長
東京ベイ・浦安市川医療センター
　（Noguchi Hideyo Memorial International Hospital）NKP研修委員長

翻訳（50音順）

＜野口アラムナイ＞

井上信明（Nobuaki Inoue）
東京都立小児総合医療センター救命救急科

岡本　耕（Koh Okamoto）
ハワイ大学医学部内科

岸本暢将（Mitsumasa Kishimoto）
聖路加国際病院アレルギー・膠原病科

瀧香保子（Kahoko Taki）
ハワイ大学医学部内科

筒泉貴彦（Takahiko Tsutsumi）
練馬光が丘病院内科プログラムディレクター

荻原　慎（Makoto Hagihara）
ハワイ大学医学部外科・クイーンズ病院移植外科

波戸　岳（Takashi Hato）
インディアナ大学腎臓内科

ビークロフト三枝絵美（Emi Saegusa Beecroft）
ハワイ大学医学部外科リサーチフェロー

藤谷茂樹（Shigeki Fujitani）
東京ベイ・浦安市川医療センター院長

本田　仁（Hitoshi Honda）
手稲渓仁会病院総合内科・感染症科

序章

Dr.リトルの英語スピーキングクラスへようこそ！

序章 Dr.リトルの英語スピーキングクラスへようこそ！

　本書の有望な読者の皆さんへ，私はあなたにいくつか質問をしたいと思います．なぜあなたはこの本を読むのでしょうか？
　①著者に"credibility"がある．
　②かつての私の生徒たちが，素晴しい成功を収めている．
　③値段に見合っている．
　④情報が有用である．
　⑤"Knowledge is power（知識は力）"
　答えは，もちろん，上記のすべてでしょう．
　詳しい解説を始める前に，簡単に私自身のことを紹介させていただきます．アメリカ英語はルールが不規則で，アメリカ人は俗語と陳腐な格言を頻繁に使用することから，アメリカ英語によるコミュニケーションスキルを，英語を母国語としない方に教えることが難しいと私は気づきました．このことを念頭に置いて，私（そしてアメリカ英語コミュニケーションスキル）を紹介する手段として，アメリカの格言を示したいと思います．

1 "The proof is in the pudding.（論より証拠）"

　この一般的なアメリカの諺は，大まかに翻訳すると，「行動は言葉よりも雄弁である訳注1」となります．この格言は，1600年代にヨーロッパで最初に使用されました．"the proof of the pudding is in the eating（プリ

序章

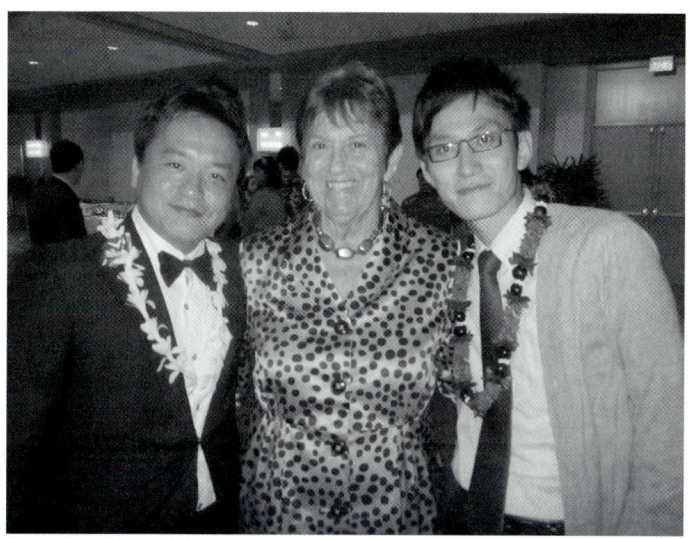

左から筒泉貴彦医師（Intern of the Year 2009, Resident of the Year 2010受賞），筆者，岡本耕医師〔Kuakini Medical Center Award（Outstanding Intern）2010, Critical Care Award（Outstanding Straub ICU Intern）2010受賞〕

ンの味は食べればわかる）"であった原形から短縮され，今日では"eating"はもはや加えられていません．この諺は，つまり，"just because you say it, doesn't make it true（あなたは約束をしただけで，その約束事が実現できるとは限らない）"ということを意味します．

　私の場合には，私の生徒が残す実績が，私が行うコミュニケーションスキル教育の成功を物語っていることになります．私のスピーチ教室は，研修医は自由に選択でき，かつ無料で参加できます．現在，内科，家庭医療，精神科，小児科の研修医が，彼らが可能なとき，また望むときに出席しています．

　　　　訳注1：日本の諺では，ほぼ「論より証拠」にあたる．

　15年以上に及ぶ症例プレゼンテーションによるコミュニケーションスキルの教育のなかで，天性のリーダーが各学年ごとに現れます．2009年に感動したのは，クラスに常時出席し，リーダーであった研修医が，年度

末の納会において"Intern of the Year 2009"を受賞したことでした．これはたまたまではありませんでした．2010年には，2〜3年目の研修医のなかから，同じ研修医が"Resident of the Year 2010"を2年目ながら受賞しました．英語で話すスキルを継続的に改善し続けたことが，彼の成功の秘訣であったと私は思っています．

彼の受賞は，彼の天性の能力に基づいた例外と思う方もいるかもしれません．しかし，彼一人が賞を獲得するだけではなかったのです．彼の同僚（インターン）が，彼の偉業と同様に，"Kuakini Medical Center Award (Outstanding Intern)"，"Critical Care Award (Outstanding Straub ICU Intern)"に選ばれました．このスピーチ教室に定期的に出席していた上記2名の医師が，外国人（日本人）であるにもかかわらず，年間の最高賞を受賞したのは驚くべきことであり，かつ称賛に値します．この2名の医師からのメッセージも含めて第5章で紹介します．

さらに驚くべきことに，教育や医療に携わる，また指導者の立場で活躍をしている私の元生徒は，アメリカよりもむしろ日本に多く在住しています．第5章では，英語のコミュニケーションスキルが，プロとしての将来設計にどのようなインパクトをもつかについても，私のかつての生徒に述べていただきます．

2 "Sensei（先生）"

私は日本人の皆さんからみて外国人女性ですが，多くの優れた日本人の医師（または医学生）の教師であることを誇りに思っています．自分の学生指導に喜びを感じており，ハワイ州より許可を得て，私の車のナンバープレートを"SENSEI"という文字にしました．ある柔道の師範とこの

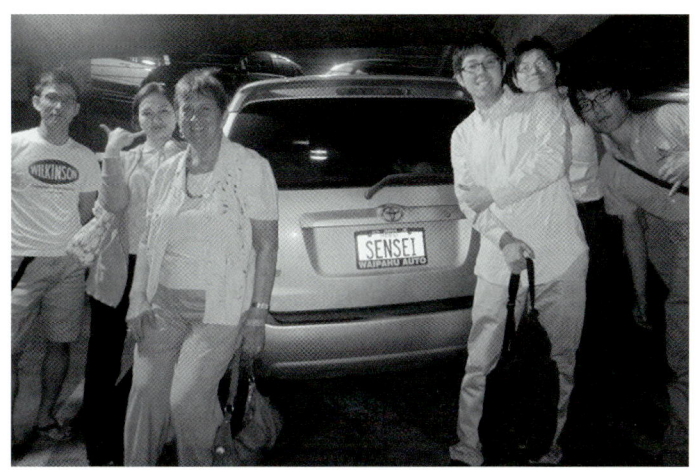

　ナンバープレートについて話していたときに，この言葉を手に入れられたのはとても運が良かったと思うか，彼に尋ねました．彼の返事は，日本人男性はこの言葉をあえて使用しないというものでした．それは，自分が最も優秀な"Sensei"であることを暗に自慢していると周囲の人に思われるからという理由でした．でも，私は"ガイジン"であり，また女性でもあり，そのような引け目は全く皆無なのです．

第1章

Credibilityって何？
〜デキる話し手はココが違う！

第1章

Credibilityって何？
〜デキる話し手はココが違う！

　これまで私はcredibility[訳注2]というテーマについて数えきれないほどの講演をしてきましたが，その講演と同じように本書を始めようと思います．たとえ聴衆がアジアの言語を理解しない人たちであっても，私は講演の冒頭に「信頼する」，あるいは「信用する」という意味をもつ漢字「信」を黒板に書くようにしています．ときに聴衆のなかに，この漢字の左側部分が「人」を表すものであり，右側部分が「話す」という意味をもつことを知っている人がいます．しかし，「この2つの文字が合わさると，どのような新しい意味が生まれますか？」という私の問いに，期待する答えを出すことのできる聴衆は必ずしもいません．「人」+「話す」から生みだされる漢字は，「話す人」ではなく「信頼」，「信用」という意味をもっています．これはアジア人が特に簡単に人を信じるということを意味している訳ではありません．事実，アメリカでも西部開拓時代，握手をするだけで簡単に相手を信じ，「約束」したことを意味していた時代があります．21世紀を迎えた現代では，簡単に他人と信頼関係を築くことは困難であるように思えます．しかし不可能ではありません．本章の内容は，あなたがより効果的に英語を使うことができるようになるために，大きな一歩を踏み出す助けとなるでしょう．

　　　訳注2：credibilityとは本来「信頼性，信憑性，真実性」と訳されるものであるが，本章ではキーワードとなる言葉であり，原文の意味をなるべく損なわないようにするため，文脈によってはあえて原語を残した．

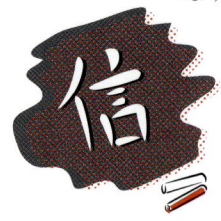

1 アリストテレスに学ぶ信頼される秘訣

1 アリストテレスの考えるエートス（credibility）とは？

1. 説得に必要なもの

　Credibilityを話題にする際は，必ず弁論術の父と言われるアリストテレス（Aristotle）のこと，そして彼の考えるエートス（credibility）について述べる必要があります．Credibilityという言葉は20世紀半ばまではほとんど使用されたことがありませんが，その概念は紀元前4世紀，すでにアリストテレスが彼の著書に記しています．現在では，credibilityという言葉はよく使われており，新聞やタブロイドの見出しに太字で記されていたり，さまざまな雑誌の表紙を美しく飾っていたり，またテレビのニュース，トークショー，またインターネットを介してアメリカの家庭に入ってきたりしています．研究者のなかにはcredibilityの重要性は数年前に「発見された」と主張する者がいますが，古代ギリシャの時代に人々は効果的なスピーキングを行うためにエートス（credibility）が重要であることにすでに気づいていたのです．

　アリストテレスは紀元前4世紀半ばに記した『弁論術』という著書のなかで，徹底して，また雄弁にcredibilityの重要性を述べています．そして，弁論術の教師は何百年にも渡って，「エートス（credibility）の価値は効果的に聴衆を説得することにある」と指導してきました．ここでは，演説やプレゼンテーションにおけるアリストテレスの考えるエートス（credibility）の役割について簡単に解説し，この概念の現代における解釈を提案します．またこの古代における原理をいかに実践的に応用するかという点に重きをおいて説明します．3人以上のグループに対して話をする際の話しかたの基本は，いかなる専門分野においても基本となることです．こ

れは医学も例外ではありません．本章の内容は，医学の分野に焦点をあてている訳ではありませんが，以後述べる内容を理解し，実際に応用するための基本となっています．

2. 3つの説得手段

アリストテレスは，「弁論術（公衆の面前で話をすること）」を「説得することである」と定義しています．彼は，「スピーカー（話し手）には話をするたびに3つの説得手段が与えられている」としています．その3つとは①エートス（credibility）訳注3，②パトス（感情に訴えて説得すること），そして③ロゴス（論理的に説明して説得すること）です．よいスピーカーは，話をする機会があればその状況を注意深く調査し，この3つの手段のどれを最大限に用いるかを決めています．

訳注3：『弁論術』におけるエートスには「人柄による説得」という意味がある

パトスとロゴスのどちらをより用いるかは，聴衆の教育レベルに大きく依存しています．教育レベルがさほど高くない聴衆には，より強く感情に訴えるべきです．教育水準の高い聴衆に対しては，事実，統計学的数字，引用，また徹底した議論など，理屈に訴えるべきです．ただしいずれにおいても，パトスとロゴス，その両方を用いるべきです．政治家は，一般的に経験からこの使い分けを身につけています．選挙権をもつ聴衆に対してはより感情に訴える演説を行いますが，同僚政治家たちを説得する際には

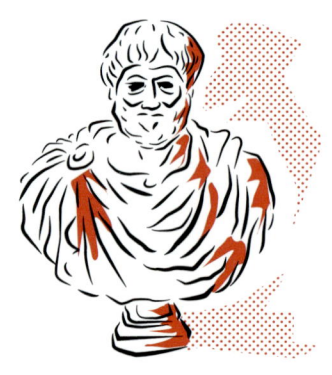

より論理的な演説を行っています．一方，医師は患者さんやその家族に話をする際にはパトスをより多く用いていますが，同僚と話をする際にパトスを用いることは稀でしょう．実際，自分の感情をコントロールできない（パトス中心の）医師は，能力の低い医師と同僚には評価されるでしょう．

3. 信頼できる人＝credibility のある人＝説得力のある人

　最も多く証拠や事実をもっており，また最も強く感情に訴えることができる人が一番説得力のある人だという判断はきわめて妥当ですが，アリストテレス，そしてこの時代の無数の弁論術の教師たちは，信頼できる人間，つまり信用できると聴衆に受け止められた人（credibility のある人）が，一番説得力のある人だと結論づけています．

　単刀直入にエートス（credibility）とは何なのでしょうか？　聴衆が信頼できる人だと思うスピーカーにはどのような特徴があるのでしょうか？　アリストテレスはその特徴について，スピーチそのものについて議論することに留めており，スピーカーの姿勢や評判などについては言及していません．通常，現代のスピーチに関する研究者は，credibility の定義のなかに「信頼できること，専門的能力，活力」などを含めています．Kouzens と Posner はこれらの研究に基づき，「正直である，前向きである（積極的である），他人を勇気づける，そして有能な人間が最も信頼できる人である」と定義しています．

2　Dr.リトルが考えるエートス（credibility）の構成要素

　アリストテレスが『弁論術』で述べていること，また現代の研究者たちが考えているものをもとに，私はエートス（credibility）の 6 つの構成要素を定義しました．これら 6 つの要素は，私が 40 年以上，演説やプレゼンテーションを教えてきた経験から明らかになってきたものです．最高のプレゼンテーションのためにそれぞれが重要ですが，6 つとも同等に重要

であるという訳ではありません．Credibilityはこのそれぞれの要素によって高めることも，破壊することも可能です．その6つの要素とは以下の通りです．

①すでに与えられているもの（The givens）
②評判（Reputation）
③服装と身だしなみ（Dress and grooming）
④話の内容と構成（Content/Analysis）
⑤話の伝えかた（Delivery）
⑥使用する言葉（Language）

2 何がcredibilityを形作るのか？

1 すでに与えられているもの（The givens）

　年齢，性別，人種，容姿は，スピーカーがコントロールしようのない"与えられたもの"です．しかし，これらの与えられているものはcredibilityに影響するものなので，スピーカーは認識しておく必要があり，また必要に応じて補わなければなりません．とは言っても，美容整形の手術でもしない限り，体の特徴を変えることはできないでしょう．この要素については，スピーカーが聴衆と大きく異なる場合に特に対処が必要となります．2つの例を挙げます．

例：その1
　女性の外科インターンが，年配男性の外科指導医たちのグループに，新しい外科の手技について話をする場合，彼女は直ちにcredibilityを確立

させる必要があります．彼女は，その手技について自分が書いた論文や，彼女が新しい手技を実際に使った特別な一例を，メンターや一緒に働く仲間と討議するとよいでしょう．彼女はそうすることでエートス，パトス，そしてロゴスの3つを融合させて話をすることになるでしょう．

例：その2

もし若手のスピーカーが年配の聴衆を相手にする場合には，素早くエートス（credibility）を確立させることが重要です．もしスピーカーと聴衆が同じバックグランドをもっているなら，この要素は無視してもよいでしょう．アリストテレスは，スピーカーの姿勢や前評判を良好なエートス（credibility）を築くために必要な因子に含めていませんでしたが，最近の調査報告では，よい前評判が短期間に聴衆の信用を得るために効果があることが何度も証明されています．しかしプレゼンテーションを行った数週間後には，聴衆はそのスピーカーの前評判を忘れてしまうが，よくも悪くもスピーチの内容は思い出す傾向にあることも，多くの研究者によって報告されています．

2 評判（Reputation）

評判というのは，もたらされるもの，また変えることができないものではないことをスピーカーは心得ておくべきでしょう．評判は日々作っていくものであり，変わるものです．

第37代アメリカ合衆国大統領，リチャード・ニクソン（Richard Nixon）に対するニュースキャスター，ダン・ラザー（Dan Rather）のコメントが，この点をよく表しています．ラザーは，ニクソンを友達

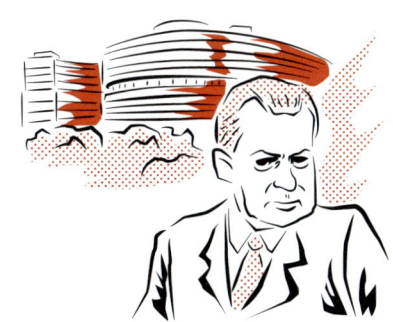

Dr.リトルが教える医学英語スピーキングが素晴らしく上達する方法

だと思ったことはないし，ウォーターゲート事件におけるニクソンの役割は全く尊敬に値するものではなかったと率直に証言しています．しかし，しばらく間を置いて彼のニクソンに対する考えが変わったことを述べています．それはニクソンが自分の死の直前に短く語っている言葉を聞いたからです．そのスピーチにおいて，彼の（中国に対する）知識の深さ，思考の明晰さ，話の構成やプレゼンテーションの素晴らしさに感銘を受けました．

アリストテレスの考えに従うと，あなたがどのようにスピーチを行うか，それが究極的にはあなたのcredibilityを決めてしまうのです．しかし一方，スピーチを行う状況にかかわらず，スピーカーは自分に対する評判を考慮に入れてスピーチの準備をしなければなりません．

3 服装と身だしなみ（Dress and grooming）

スピーカーの服装や身だしなみは，スピーカー自身が完全にコントロールすることができ，かつ聴衆のスピーカーに対するエートス（credibility）に大きく影響を与える要素です．一般的にだらしない格好をしたスピーカーは聴衆の信頼を失うでしょう．聴衆はスピーカーが髪を整えたり，服

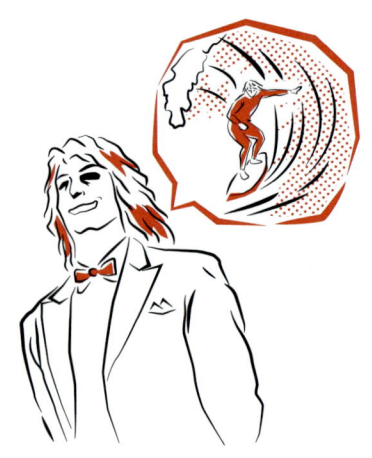

のボタンを縫い付けたり，顔を洗うといったことに無頓着な人であるという印象を受けます．もちろんだらしない格好をしていることがむしろ今風であると受け止められることもあります．アリストテレスが述べているように，特別な機会があればその場面に相応しい対応を考慮すべきでしょう．どのような服装を選ぶかは，聴衆に応じて決めるものです．サーファーがビッグウェイブでの波乗りについてタキシードを着て友達に話をすることがないように，株式仲介人がジーパン，タンクトップ，そして草履を身に着けて，投資信託への投資についてロータリークラブで話をすることはありません．ユニフォームを着用する専門職を代表して話す人であれば，そのユニフォームを着てスピーチをすることで聴衆の信頼は増すでしょう．警察はこのことを認識しているので，警察官が法廷で証言するときは警察の制服を着るように指示しています．大事なことは，服装が，伝えようとするメッセージの邪魔にならないようにすることでしょう．

　この原則を医療の世界に当てはめることは容易です．身なりのだらしない医師は，患者さんからみると考えのまとまらない医師にみえます．したがって，医師には清潔感が必要であり，きれいな白衣が必要となるのです．もし白衣を着ることで患者さんに恐怖を与える可能性を考えるのであれば，異なる色の服を身につける，あるいは控えめで上品な服装にすべきでしょう．

　ここまでcredibilityの要素として①すでに与えられているもの，②評判，③服装と身だしなみについて説明しました．この3つの要素はスピーカーのエートス（credibility）として重要なものですが，アイオワ大学のサミュエル・ベッカー（Samuel Becker）が1950年代に行った調査によると，これから述べる3つの方がより重要であるといえます．アメリカ各地のスピーチの指導者を対象とした調査において，ベッカーは効果的なスピーチが④話の内容と構成，⑤話の伝えかた，⑥使用する言葉によって決定づけられることを発見しました．これら3つはすべて同じように重要という訳ではなく，「話の内容と構成」および「話の伝えかた」の2つが

ともに45％を占める要素であり，「使用する言葉」が10％を占めていました．ベッカーは，スピーカーがcredibilityを得るためには，この3つがきわめて重要な決定因子であると述べています．

①話の内容と構成（Content/analysis）：何か言いたいことがあって，それをうまくまとめているか…45％
②話の伝えかた（Delivery）：どのようにプレゼンテーションするか…45％
③使用する言葉（language）…10％

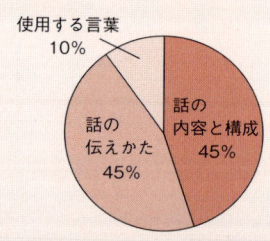

では続いて，この3つの要素について解説したいと思います．

4 話の内容と構成（Content/Analysis）

「話の内容と構成」とは，端的に言えばスピーカーには何か話すものが必要であり，それがよくまとめられている必要があるということです．実際ほとんど，あるいは全く話さないスピーカーはいるでしょうか？ そのようなスピーカーは実際に存在しています！ 私たちはそのような無口なスピーカーの話も聞く必要はありますが，無口ではcredibilityにはマイナスの印象を与えてしまうでしょう．一方，簡潔さは効果的なスピーカーの特徴とされています．アメリカで最もよく知られているスピーチである，リンカーンによる『ゲティスバーグの演説』は，およそ3分しかかかっていません．

構成が稚拙なスピーチは，credibilityにどのような影響を及ぼすので

しょうか．Credibilityの要素のうち，「話の構成」は最もよく調査されています．どの調査も，スピーチの構成がつたないとcredibilityは得られないとくり返し報告しています．

　年老いた牧師の話や講義をするようなアプローチは，単純であり話の構成を考えるうえで効果的な手法でしょう．それはつまり"Tell 'em what you're going to say, Say it and tell 'em what you've said.（まず言いたいことを言いなさい．そして何を言ったかを言いなさい）"訳注4ということです．ときに推論の手法を用いたくなり，結論をプレゼンテーションの最後にもってくることがあるかもしれません．そのようなときは注意が必要です．なぜなら聴衆の興味を最後まで引きつけておくためには，スピーカーの才能と綿密な準備が必要となるからです．したがって，結論を最後に述べるような話の構成は滅多に用いられません．

訳注4：「まず主張し，その根拠を続けて述べなさい」という意味．

5　話の伝えかた（Delivery）

　「話の伝えかた」は，スピーカーのエートス（credibility）にとって「話の内容と構成」と同様に重要なことです．伝えかたの要素にはスピーカーの体（姿勢），眼（体の一部ではあるが，別に解説する必要があるほど重要である），そして声が含まれます．

1. 体（姿勢）
①立ちかた
　体（姿勢）について解説するには，まず立ちかたについて述べる必要があります．理想的には，スピーカーの体重をバランスよく両足にかけ，ゆったりと立つ

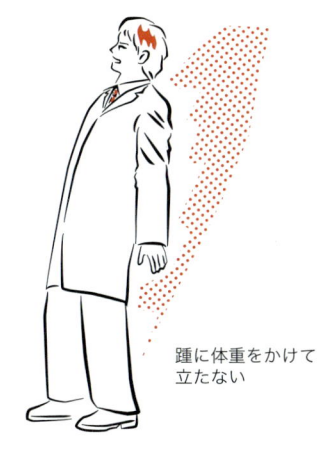

踵に体重をかけて立たない

ことです．両足は約15 cm離し，足の親指の付け根のあたりに体重をかけます．もしスピーカーが踵に体重をかけて後ろに寄りかかるように立つと，振り子のように体が揺れてしまい聴衆の気が散ることになります．両足の親指のあたりをくっつけて立つことは，踵同士くっつけて立つことと同じように不安定です．ときに数歩前，横，後ろに歩くことは，聴衆の注意を引きつける，そして緊張を保つという2つの意味があります．

②膝の使いかた

膝の使いかたも重要です．というのは膝を曲げた状態の姿勢では聴衆の気が散るからです．スピーカーは片方の足からもう一方の足へ体重を移動させる際に，きわめて短時間，体重のかかっていない足の片膝を軽く曲げることはしてもよいでしょう．しかし，頻回に体重移動をすると，聴衆はプレゼンテーションよりもスピーカーの体重移動に気をとられてしまうようになります．

③上半身，腕

次に上半身について述べます．スピーカーは両腕の位置にも気を配る必要があります．最も簡単で，かつ自然な腕の位置は，両脇に垂らしておく

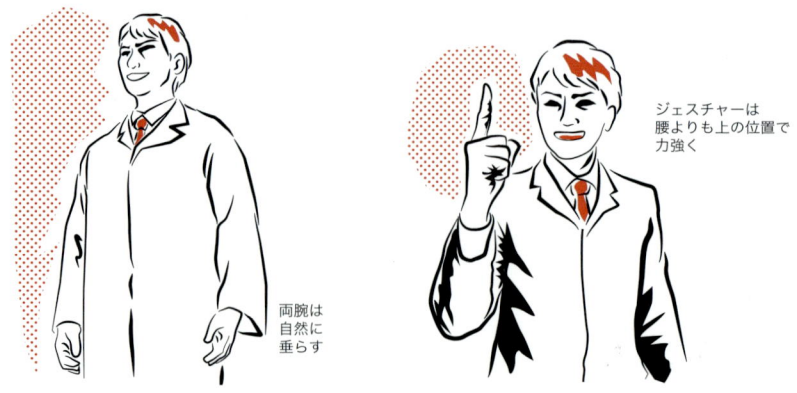

両腕は自然に垂らす

ジェスチャーは腰よりも上の位置で力強く

ことです．垂らしておくことで，必要時に両腕を使うことができます．ジェスチャーのために両腕を用いるのであれば，腰よりも上の位置で力強く使うと効果的であることを覚えておくとよいでしょう．もしジェスチャーを交えることが自然でないとスピーカー自身が感じるのであれば，聴衆も不自然なジェスチャーと感じているものです．

④演台

　また，スピーカーはよく演台を用いることがあります．演台には手を置いたり，カード形式でアウトラインだけ示した発表原稿を置いたりすることができるので便利なものです．ただし，スピーカーの両手は演台の上で拳を握りしめて置くのではなく，演台の脇の方に軽く乗せるのがよいでしょう．握りしめて白くなった拳は聴衆の気が散る元になります．

　また，演台は肘をつく場所でもありません．演台の上に乗りかかるような姿勢をとることで，フレンドリーで会話を好む雰囲気を出そうとするスピーカーがいますが，実際はだらしなく，無礼で，説得力のない人のように見えます．

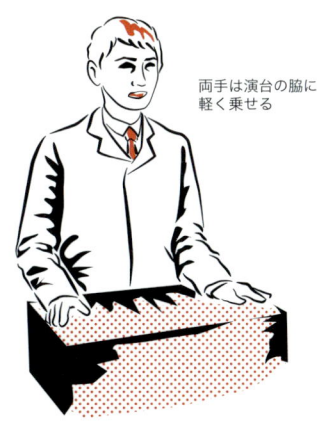

両手は演台の脇に軽く乗せる

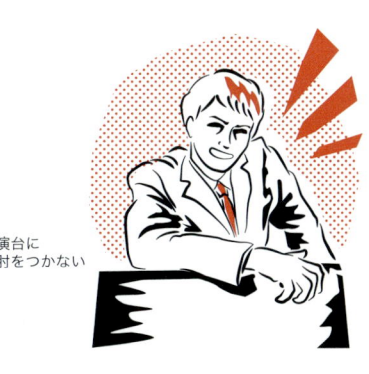

演台に肘をつかない

2. 眼

　古代ローマの政治家であり雄弁家であるキケロ（Cicero）は，彼の著書『De Oratore』のなかで，"delivery is wholly the concern of the feelings; these are mirrored by the face and expressed by the eyes... nobody can produce the same effect with the eyes shut.（話を伝えるときには感情の影響を強く受ける．感情は顔に鏡のように映し出され，眼で表現される．誰も眼を閉じた状態で，眼を開けたときと同じような表現をすることはできない）"と書いています．聴衆の眼をしっかりと見ることは，聴衆の信頼を得るための強力な方法となりえます．台本やメモを読みながらスピーチをしたり，聴衆の頭上を見渡すように見たりすることは，スピーカーのエートス（credibility）を失うことになります．プレゼンテーションの目的は聴衆を説得することであり，視線を直接合わせて話をすることはより説得力のあることなので，スピーカーが自分の話す内容を十分理解しておくことは絶対に必要なことです．メモはときどき見て思い出すために用いるべきで，そうすることによって自然なアイコンタクトが可能となります．福音伝道師であるビリー・グラハム（Billy Graham）は，この視線を合わせて話をする達人でした．50,000人の聴衆は，グラハムが自分を見てくれており，自分に向かって直接話をしてくれたと信じていたのです．

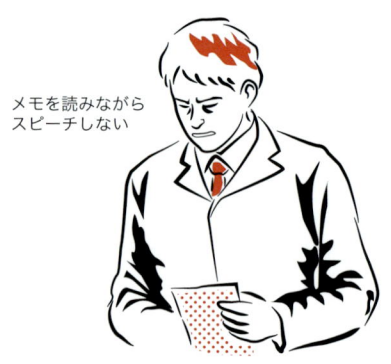

メモを読みながらスピーチしない

3. 声

　説得力のあるスピーカーの声は，十分に大きく，また聴衆が理解する余裕のあるスピードであり，また単調になることがありません．

　不思議なことに，程よく話を止めてポーズをおくといったテクニックを使うことは，スピーカーのエートス（credibility）をより強固なものにしてくれます．話の切れ目などにしばらく沈黙することで，聴衆は話の内容を深く考える時間が確保でき，またスピーカーは短い休憩をとることができます．聴衆に考える時間を与えることは，伝えたメッセージを理解する時間を与えることにもなります．よく練られたメッセージを聴衆が理解することは，スピーカーの信頼を得ることにもつながります．

　しかし，声を出しながら休止する（「あー」，「うー」など）と，何も声を出さずに休止する場合とは逆の効果になります．多くの言語にはいくつかの好ましくないつなぎ言葉が存在します．日本語も例外ではありません（「あのー」，「えっとー」など）．このような好ましくないつなぎ言葉を排除し，沈黙を効果的に利用するためには，意識して練習することが最善の道でしょう．

6 使用する言葉（Language）

　最後にスピーチの際に使用する言葉について解説したいと思います．Credibilityに影響を与える6つの要素のうち，特に使用する言葉は，使いかたを間違えればスピーカーの信用を大きく失わせる可能性のあるものです．興味深いことに，スピーカーのアクセント，発音の障害，発音の誤り，ピジン語やクレオール語[訳注5]の使用，また文法の誤りがあったとしても，その他の構成要素がしっかりと表現できていれば，聴衆は許容してくれるものです．使用する言葉を間違った場合に聴衆が許容できないのは，スピーカーが明らかに誤っていることを無理に言い含めて，さも普通のことのように断言してしまうことでしょう．聴衆はこう考えます．「スピー

カーが話していることが間違っているのを私は知っている．そのような間違いを犯すスピーカーの言うことを，どうして私は信じることができるだろか」．

> 訳注5：意思疎通のできない2つ以上の言語の混成語．意思疎通のために自然に作られたピジン言語が受け継がれて母語として話されるようになるとクレオール言語となる．

状況をわかりやすくするために，私がこれまでに気づいた3つの例を提示したいと思います．

例 An anatomy professor asserts that "any student who misses more than two days of class does not belong in college."

解剖学の教授が，「授業を2日以上休んだ生徒は，すべて退学処分となる」と強く主張している．

例 An emergency room physician claims that "Last year, all domestic disputes resulting in physical injuries were against women."

救急室の医師が，「昨年，実際に身体への傷害をきたした家庭内暴力は，すべてが女性に対するものであった」と主張している．

例 A medical school dean alleges "In my twenty years as an administrator, I have never been unable to answer any question about any department I've supervised."

医学部長が，「管理者としての20年間で，自分が管理した部門に関するいかなる質問に対し解答できなかったことはただの一度もない」と断言している．

3つの例において，さも当然のことのように一般化してしまう問題点は，断定的な言葉を用いていることにあります．そのため，絶対的な言葉の前，あるいはその言葉の代わりに，単にその言葉を修飾するような言葉をおくだけで，発言内容を信じてもらえるようになります．

その点を踏まえて，もう一度，この3つの例を言い換えてみると以下の

ようになります．

> **例** "many students who misses…"
> 「授業を2日以上休んだ生徒の多くは，退学処分となる」

> **例** "almost all domestic disputes…"
> 「昨年，実際に身体への傷害をきたした家庭内暴力のほぼすべてが女性に対するものであった」

> **例** "I have seldom been unable…"
> 「管理者としての20年間で，自分が管理した部門に関する質問に対して解答できなかったことは滅多になかった」

　冒頭に，スピーカーが明らかに誤っていることを無理に言い含めること以外の言葉の間違いについては，聴衆は許容するであろうと記しました．しかし，いくら許容されるとは言っても，可能な限り信用を得たいと願うスピーカーであれば，スピーチをした後に聴衆に誤りの許しを請うようなことになる前に，最大限の努力をしてスピーチのなかで使用する言葉の誤りを正しておきたいものです．

　言葉についての解説を終える前に，スピーチをより効果的なものにしてくれる4つの修辞学的な言葉の使いかた（反復，隠喩，対句法，三対句）を記しておきます．この内容は医学生や医師にとっても，カンファレンス（グランドラウンドなど）で発表するときなどに役立つでしょう．以下にこれらの用語の定義を簡単に述べます．

1. 反復（Repetition）
　同じ言葉やフレーズをあえて3回，あるいはそれ以上くり返して用いること．

> **例** "I have a dream"のスピーチ[訳注6]

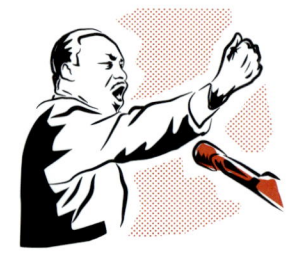

訳注6：マーチン・ルーサー・キング（Martin Luther King, Jr.）牧師が1963年に人種差別の撤廃を呼びかけた演説．このなかに"I have a dream"というフレーズが8回用いられている．

2. 隠喩（Metaphor）

あるものを説明する際に，それに類似した考えやものを代わりに提示して比喩として用いること．

> **例** the ship plows the sea.[訳注7]
>
> 船が波を切って航海する．

訳注7："plow（耕す）"という言葉を海において用いることで，上記の意味になる．

3. 対句法（Antithesis）

相反する，あるいは対照となる考えを表現する言葉やフレーズを並べる．

> **例** rich or poor
>
> 富める者や貧しい者

4. 三対句（Tricolon）

3つ，あるいはそれ以上の相似する言葉やフレーズを並べる．

> **例** life, liberty and property
>
> 生命，自由および財産

例：ブッシュ大統領の演説

　これらの表現手法の重要性は，アメリカがテロリストの攻撃を受けた2001年9月11日以降の数日間にジョージ・W・ブッシュ（George W. Bush）大統領が行った一連のスピーチをみるとうまく説明できます．これらのスピーチは，9月20日の火曜日に行われた4回目の『国民への演説』で最高潮に達しました．この演説は共和党員はもちろん，民主党員からも，敵も味方も，そして国中のすべての職種，階層の人々から賞賛されました．なぜ彼の一連の演説のうち，この4つ目の演説がそれほどまで賞賛されたのでしょうか？　この『国民への演説』の内容をよく吟味すると，それまでの3つの演説に比べて，先に挙げた修辞学的語法をはるかに多く使用していることに気づきます．『国民への演説』から抜粋してみると以下の通りです．

①隠喩

"I will not forget the wound to our country."
「私は，私たちの国が受けた傷を忘れることがないだろう」

②隠喩と対句法

"Freedom and fear are at war."
「平和と恐れが戦闘状態にある」

③対句法

"Either you are with us or you are with the terrorists."
「われわれの味方となるのか，それともテロリストの仲間となるのか」訳注8

　　　　　訳注8：文脈から，すべての国家や地域に決断を迫っている．

> "An attack on one is an attack on all."
> 「一国への攻撃は，すべての国に対する攻撃である」訳注9

訳注9：文脈から，"one"は国家を意味している．

④三対句

> "The advance of human freedom, the great achievement of our time and the great hope of every time…"
> 「人間の自由の進歩，私たちの時代における偉大なる成果，そしてすべての時代における大いなる希望…」

⑤三対句と反復

> "I will not yield, I will not rest, I will not relent in waging this struggle."
> 「私は譲歩することはしない，休息をとることもしない，そして努力し続ける活動を緩めることもしない」訳注10

訳注10：原文から補うと，最後の部分は「アメリカ国民が自由と安全を手に入れるために努力し続ける活動を緩めることもしない」となっている

> "We will not tire, we will not falter and we will not fail."
> 「私たちは疲れを知らず，私たちはひるまず，そして私たちは負けない」

⑥反復

スピーチを通して話題が変わるたびに

> "Americans are asking…"
> 「アメリカ国民は問う」

とくり返し述べています．

以上のように，修辞学的な語法を使用することでスピーチは洗練されたものとなり，よいスピーチがさらに素晴らしいものとなるといえます．スピーチに真剣に取り組む人は，この反復，隠喩，対句法，そして三対句を自身のスピーチのなかで使うことを検討すべきでしょう．

3 おわりに

　Credibilityという概念について簡単に解説しました．この概念は紀元前4世紀半ばにアリストテレスによって明確にされ，1000年以上も弁論術の指導者によって教え続けられてきました．1970年から80年代にかけて一般大衆に再認識されるようになり，1990年代初期になり経営コンサルタントたちが勉強するようになりました．スピーチを教える指導者たちによって皆さんが読める文章の形になったのは，20世紀が終わろうとするころでした．なお，ここで紹介した内容は，その教えのすべてを含むものではありません．

　人前でスピーチを行えば行うほど，credibilityを獲得する技術はよりそのスピーカーのものとなるでしょう．紀元前350年頃に生まれたエートス（credibility）の概念の原則を現代社会で活用し，価値あることに使用する方法を学べることは，非常に刺激的なことではないでしょうか．

コラム

アメリカ臨床留学を成功させた日本人医師が教える秘訣　その1
プロフェッショナルとしての英語を身につける方法

　"I don't understand what you are talking about."
　私がアメリカで小児科レジデントとして仕事を始めたばかりの頃，参加していた新生児の蘇生チームの一員であった看護師に言われた一言です．"vacuum（吸引分娩）"を何度言い直してもわかってもらえず上記のように言われました．その後，全く同じ言葉を外科の指導医から言われました．術後患者が"atelectasis（無気肺）"であることを何度言ってもわかってもらえませんでした．まるで人間そのものを否定されたような気持ちになり，多少打たれ強いと思っていた私もさすがに落ち込みました．

留学前

　留学前の私は特別英語ができた訳ではありません．事実，東京海上が主催している留学プログラムの英語の試験に落ちました．ただ，臨床留学を志してからは2つの英会話学校へ通い，日々の臨床の現場では問診を日本語でしながら，頭の中で英語へ同時通訳をする練習をくり返していました．

プロフェッショナルとしての英語を身につける

　先述の東京海上のプログラムの中心となる先生から，「医師として留学する以上はプロフェッショナルとしての英語を身につける必要がある」とお聞きしていました．私が考えた「プロフェッショナルな医師として必要な英語の能力」とは以下の3つです．
　①情報伝達の手段であるプレゼンテーションで使用する英語の能力
　②問診やカルテ記載に使用する医学英語の能力

③文献から医学情報を収集するための英語の能力

このうちプレゼンテーションは，そのものが評価の対象ですので，いろいろな方法で能力向上に挑戦しました．

プレゼンテーション能力向上のために取り組んだこと

1. 発音の練習

日本人に不慣れな"th"，"v"，"r"といった発音は，鏡で自分の顔を見ながら練習をくり返しました．最初は意識をしなければこれらの発音はできませんでしたが，次第に無意識にできるようになっていました．

2. 同僚や学生のプレゼンテーションから学ぶ

アメリカ人の多くは幼少時から人前で自分の意見を述べる訓練を受けていますので，たとえ医学生であっても彼らから学ぼうと思いました．具体的にはプレゼンや問診の現場で彼らの使う表現を積極的に聞き，上手だと思った表現をメモして覚え，次に自分が使うようにしました．

3. プレゼンテーションを練習する

これについてはリトル先生の存在抜きには語れません．彼女のクラスに私は3年間通い続けました．毎回1つの症例を呈示し，彼女が発音だけでなく姿勢や腕の位置など細部に渡って指導してくれました．また2年目の途中からはToastmasterと呼ばれるプレゼンテーションを練習するクラブにも参加しました．プレゼン能力の向上をめざす他職種の人たちの前でプレゼンをし，系統立った評価を受けたことは貴重な経験です．

プレゼンの練習をする際に心がけたのは，自分の発表内容を覚えることです．プレゼンで使う例文を少しでも多く自分のストックとしてもっておき，とっさのプレゼンに備えました．

4. 英語で考える

　会話の際に自分の頭の中に日本語を介するプロセスがある以上，皆と同じスピードで会話できません．そこで徹底して自分の頭から日本語を排し，英語で考える訓練をしました．5年ほど経ったころ，私の頭の中に英語用と日本語用の2種類の脳ができた感覚になりました．その頃には，英語は英語のままでその意味を理解していました．

5. 現場での工夫

① ERでのプレゼン

　時間のないERではコンパクトなプレゼンが好まれます．通常のフォーマットに拘らず，伝えるべきことを優先して伝えるプレゼンを心がけました．60秒で終えるプレゼンにも取り組みました．

② 電話でのプレゼン

　電話では相手が見えない分，表現の出来が大きく影響します．電話でのプレゼンの際は，要点を箇条書きにし，漏れがないように留意しました．

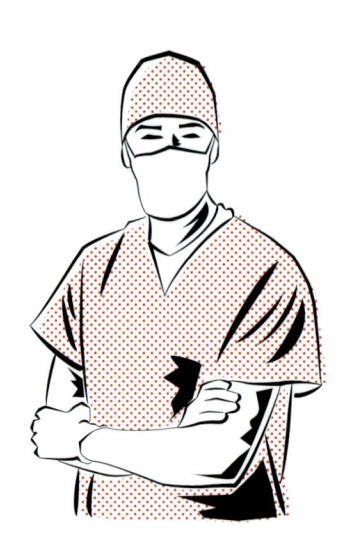

③カンファレンスでのプレゼン

　フェローになってからは毎月のように講義をしました．1時間の講義のなかで伝えたいことを明確にし，全体の構成を考え，スライドを作成しました．本番では原稿を用いないでプレゼンができるよう練習しました．これらの過程をくり返しすることで自分のプレゼン能力が向上していくことが実感でき，最後はプレゼンが大好きになっていました．

さいごに

　特別英語ができた訳でもない私が，救急室でチームリーダーとして指示を出せるようになり，また講義でのプレゼンが大好きになれたのは，出来の悪い私のプレゼンをじっくりと聞いてくれ，アドバイスをくれた多くの人たちが，私にやりきる力をくれたおかげです．

> You are never given a dream without also being given the power to make it true. You may have to work for it, however.
>
> 　　　　　　　　　　　　　　　　　　　　　　　　　Richard Bach

　本書を手にとられるすべての人の夢が叶うことを祈っています！

　　　　　　　　　　　　　　　　　　　　　　　　　　　＜井上信明＞

Column

アメリカ臨床留学を成功させた日本人医師が教える秘訣 その2
まずは「泳ぎかた」を覚える

「何を学ばなければならないか」を理解する

　本書を手にとっておられる方の多くが，英語がそれほど得意ではないけど，英語での症例プレゼンテーション/コミュニケーションができるようになりたいと思っている方だと思います．一方で，やる気や興味があっても投資できる時間とお金はとても限られているのも事実です．私もその間でモヤモヤしていました．研修を始めてまだ1年半の短い時間ですが，日々病棟で格闘しつつ，リトル先生のクラスでプレゼンテーションの練習をする中で，「何を学ばなければならないか」を理解することがまず重要だとわかりました．何となく漠然と練習しても，何となく上達しているような感じがするだけです．漠然とではなく，はっきりと何が大切なのかを意識できれば，きちんとした「泳ぎかた」を身につけたようなものです．あとはどんどん遠くへ泳いでいくだけです．

特に大事な3つのこと

　この本には，その「何を学ばなければならないか」についての，リトル先生のパールがたくさん詰まっています．私自身はオリジナルの方法をもっていません．私が特に重要だと思うのは以下の3点です．

1．「型」を覚える

　これが第一歩です．フォーマルなプレゼンテーションができるようになれば，場面に応じた短いプレゼンテーションは比較的簡単にできます（例えば，コンサルテーションや救急外来でのプレゼンテーションなど）．

①項目と順番

　まずは，症例プレゼンテーションの項目と順番です．主訴から始まって結語に至る流れは，共通言語，あるいは必須のお作法と思った方がいいです．聞いている人は，型に沿ったプレゼンテーションを聞きながら，そのプレゼンテーションが終わる頃には，患者像を自分の頭の中に描きます．順番がゴチャゴチャだったり，必要な項目（例えば，家族歴・社会歴）が欠けていると，とても混乱します．

②定型フレーズ

　次にお勧めするのは，お決まりのフレーズをいくつか，覚えることです．例えば私の場合，現病歴であれば，"This is a（年齢）-year-old male/female with history of（重要な既往），who presented with（症状の持続時間）history of（主訴）．The patient was in his usual state of health until（症状の出現したとき）prior to this admission when starting having（症状）．The（症状）were described as…"で始まり，"The patient was found to have（ERでの主要な所見）．Therefore, the patient was subsequently admitted for the evaluation and management of（入院時の主要な問題）."で終わる型をまず何回も何回も練習して覚えました．簡単な症例であれば，後は重要なキーワードを時系列に並べるだけで，基本的な骨格はできあがります．自分の型が1つできたら，あとはそれを少しずつ改良していけばよいのです．

2．聞いている相手の目を見て，大きな声ではっきり話す

　「聞いている人を見ない，声が小さい，明瞭な発音でない」プレゼンテーションは，英語の発音や自分の能力に対する自信がない印象を与え，内容を伝わりにくくします．日本人は（文化的に謙虚な人が多いせいか？）このパターンに陥ることが多いようです．言っていることが多少怪しくても，「聞いている相手の目を見て，大きな声ではっきり話す」ことで説得的に聞こえる（言いたいことがより伝わる）ようになります．なので，意識的にこれをしない手はありません．

3．他の人のプレゼンテーションを注意深く見る

　自分の「型」を改良するには，他の人のプレゼンテーションを注意深く見るのが最も有効です．リトル先生のクラスに出席しているうちに，本書にも付録されているCritique sheetの要領で自然と他の人のプレゼンテーションの良い点・改善すべき点がわかるようになりました．上手い言い回しなどもそうです．それを自分のプレゼンテーションに応用していけばよいのです．自分の何をどう変えるべきかが意識できれば，変えること自体は意外と簡単だと思います．

さいごに

　症例プレゼンテーションにおいて伝えたいのは，単なる情報の羅列ではなく，自分の思考です．病歴・身体所見は，自分のアセスメント＆プランをよく説明できなくてはいけません．結語を聞いた時点で，聞いている人が，1つのストーリーとして患者さんをありありとイメージできることが究極のゴールと思います．私にとっては，リトル先生と英語でのプレゼンテーションを勉強することで，日本語でのプレゼンテーションを見直すことにもなりました．同時に自分が何を伝えたいか（どう考えているのか）をより意識することにもなったと思います．皆さんにとっても，この本が最終的にそのような助けになってくれることを願っています．

まとめ・ポイント

- 「何を学ばなければならないか」を理解する
- プレゼンテーションの「型」を覚える
- 聞いている相手の目を見て，大きな声ではっきり話す
- 他の人のプレゼンテーションを注意深く見る

<岡本　耕>

Column

アメリカ臨床留学を成功させた日本人医師が教える秘訣　その3

臨床留学のタイミングを逃すな！

アメリカ臨床研修は結構長い

　内科にしても，外科，小児科にしても一般初期研修（レジデンシープログラム）をアメリカで修了すれば，その分野のエキスパートになれると錯覚してはいけません．アメリカでの一般初期研修は，あくまでも優れた総合医になるための研修であり，日本で行う超専門医研修とは全く異なり，アメリカで同様の研修を行いたい場合には，（後期）専門医研修（フェローシッププログラム）に進み，さらに数年間の研修が必要です．一般的に臨床留学でとるJ-1ビザの最長延長可能期間は7年間なので，その間に一般初期研修と専門医研修を終えることは十分可能ですが，外科初期研修は5年間，内科初期研修は3年間，さらに選択する専門医研修で1～3年間必要であり，アメリカでの研修期間が長くなることについては，上司や家族の理解が必要になってきます．

家族と一緒に楽しい研修生活を

　アメリカでは研修以外の時間は家族単位で行動することが多いため，日本のようにつきあいで上司や同僚たちと親睦を深めることはめったになく，懇親会といえば，クリスマスや感謝祭のホームパーティーなど，家族で参加する行事が多くあります．アメリカ医学部卒業の研修医の結婚率も日本にくらべて非常に高いため，休日には家族で出かけることがほとんどです．もし1人で渡米した場合，不慣れな土地でのストレスも加わるので，筆者の個人的な意見ではありますが，結婚を予定している方は渡米前に結婚することを勧めます．また，既婚者の方も子供の就学時期との兼ね合いなども十分考慮する必要があります．

臨床留学開始のタイミング

　渡米のタイミングですが，日本で数年研修後〔5年〜6年以内〕，アメリカ初期臨床研修を始めた場合，比較的スムーズにアメリカ医療に溶け込むことができるようです．体力的な問題も多少関係していますが，偏った固定観念や医師として確立した経験や地位がないため順応しやすいのではないかと思われます．ただ，卒後数年で渡米した場合，日本の病院とのつながりが希薄で，帰国後の進路を心配することもあるかもしれません．しかし，2004年から日本でも研修制度が必修化され，多くの病院で総合医としての指導医不足が懸念されているなか，アメリカで総合医教育を受け，その後，日本に指導医として戻るチャンスは数年前に比べたら多くなってきていると筆者は期待しています．また，現状の医局制度のなかでも，上司の理解があれば医局に席をおきながら渡米することも可能でしょう．

　さて，実際の日本における最低研修年数ですが，アメリカに留学された先生方からの意見では，最低2年は日本で研修することを勧めています．日本の初期研修も経験することで両者の医療の長所，短所を比較することも可能となります．また，アメリカ医学部卒業生は，プレゼンテーション能力は抜群で，学生時代にクリニカル・クラークシップで病棟，外来などで患者さんを自分で受け持ち，ある程度のアセスメントプランを立てることができます．臨床研修を始めたとき，彼らと同等の臨床能力およびプレゼンテーション能力をもっていなければ周りの同僚，先輩・後輩研修医から信頼されません．私自信は，英語能力にかなり問題があったので，確固とした初期研修を日本で受け，さらに在日アメリカ海軍病院で研修しプレゼンテーション能力を身につけてから，と考え卒後4年目に臨床留学をしました．

焦らず，あきらめずに夢を実現しよう

　ときどき，留学が遅れてしまうと心配される先生もおられますが，アメリカでは，4年生大学を卒業後，医学部に4年間，つまり高校卒業後8年で研修医

となります．また，大学卒業後，何年か働いてから医学部に入学した研修医も20％～30％くらいいるので，日本の医学部を卒業し2年の初期研修終了後でも全く遅れをとっていません．

最後に

　以上，渡米のタイミングを決定するには，医師としての自分の目標，家族も含め渡米後の問題，帰国後の進路についていろいろな要素がかかわってきます．臨床留学を達成するには，いくつものハードルがあり，何度もくじけそうになります．ただ，ぜひ諦めないでいただきたいと思います．「成せば成る」のです．

　2004年から臨床研修が必修化され，医学生，教育者の視点が明らかに臨床医学教育改善に向けられています．日本においても，アメリカより進んでいるさまざまな分野がありますが，こと臨床教育・総合医教育に関しては，まだまだ，アメリカに遅れをとっている面も多くあります．多くの先生方が，アメリカ臨床研修を行い，日本に帰国して活躍されることを願ってなりません．

参考文献

1）岸本暢将：「アメリカ臨床留学大作戦改訂新版」．羊土社，2005
2）岸本暢将：「米国式症例プレゼンテーションが劇的に上手くなる方法」．羊土社，2004

＜岸本暢将＞

第2章

Credibilityをゲットする英語スピーキングの秘訣

第2章 Credibilityをゲットする英語スピーキングの秘訣

　第1章では，スピーチ全体の効果を決める3つの重要な要素－話の内容と構成（content/analysis），話の伝えかた（delivery），使用する言葉（language）－について触れました．第2章では，症例プレゼンにおけるそれぞれの概略を説明します．どんなスピーチをする人も，この3つの要素を頑張って自分のものにすべきなのです．この章で扱う英語での症例プレゼンテーションも，スピーチの1つであり，この3つの要素は不可欠です．

1　症例プレゼンにおける話の内容と構成（content / analysis）の秘訣

1　「正しい」プレゼンの基準

　どんな症例プレゼンテーションが「正しい」かは，おかれた状況によって決まることを常に忘れてはいけません．例えば自分の上級医，指導医，チーフレジデントなどが好むスタイルや，自分のいる病院で以前から行われているスタイルがあれば，それを上手く反映させます．それがその状況における「正しい」プレゼンテーションです．プレゼンテーションのスタイルは，誰がそのプレゼンテーションを聞いているかによっても日々変わりえます．柔軟にスタイルを変えることが大切です．

2 大まかな基準

　文書として記載する病歴は非常に詳細に，口頭でのプレゼンテーションでは核心に関連する部分を簡潔にまとめるべきです．

3 プレゼンテーションする項目とその順番

　全般的なアドバイスとして，聞いている人がどの部分を話しているかがわかるように，項目名も述べる方がよいでしょう．

> **例** "Past medical history. The patient has diabetes mellitus and hypertension…"
>
> 「既往歴ですが，患者さんは糖尿病と高血圧があり，…」

1. 簡単な患者情報と主訴（ID and Chief Complaint）

　可能な限り一文で簡潔に述べます．家庭医療学では，主訴を患者さん自身の言葉で述べることが重要です．

> **例** "65 year-old Caucasian female with 4-day history of abdominal pain"
>
> 「65歳の白人女性で，4日前から腹痛が続いています」

2. 現病歴（History of Present Illness）

3. 既往歴と薬歴（Past Medical History and Meds）

　現病歴，既往歴と薬歴については，重要なものについてのみ述べます．関連性の乏しいものについては省略します．

4. 家族歴（Family History）
特に両親と子供について述べます．

5. 社会歴（Social History）
特に飲酒，喫煙，違法薬物について述べます．

6. 系統的レビュー（Review of Systems）
重要なものについてのみ述べます．

7. 身体所見と検査所見（Physical Examination and Labs）
重要な陽性・陰性所見のみ述べます．特に主訴に関連しない陰性所見はまとめて "within normal limits（正常範囲内）" とのみ述べてもよいかもしれません．

8. 要約（Summary）
ID，主訴，既往，主要所見について，再度1文か2文で医学用語を用いて簡潔にまとめます．

> **例** "This is a 65 year-old Japanese male with history of diabetes mellitus, hypertension, and long-standing cigarette smoking, who presented with acute onset of substernal chest pain and was found to have ST elevation on EKG"
>
> 「病例は65歳日本人男性で，糖尿病と高血圧の既往歴と，長い喫煙歴があります．突然発症した胸骨下の痛みを訴え，心電図ではST上昇がみられました」

9. プロブレムリスト（Problem(s)）
"#1，#2" というように番号を振ります．

10. アセスメントとプラン（Assessment and plan）
①プロブレムごとに順々にプロブレム→アセスメント→プランと述べる

方法と，②最初にまずすべてのプロブレムを列挙して，その後にプロブレムごとのアセスメントとプランを述べる方法の2つがあります．前者を好む人の方が多いです．

11. 結語（Conclusion）

その後，患者さんの経過（「そのまま帰宅した」，「まだ入院中である」など）を簡潔に述べます．

> **例** "The patient was discharged from emergency room in a stable condition."
>
> 「患者さんは，安定した容態で，救急室を出ました」

2 症例プレゼンにおける話の伝えかた（delivery）の秘訣

1 ボディランゲージ（Body language）

1. 腕

自然に力を抜いて体の側面に沿うように垂らします．何かジェスチャーをする場合は，腰のレベルより上で行うようにします．プレゼンテーションのなかで，体の特定の部位について言及するときに，そこをわざわざ指差さないようにします（あなたは他の医師に向かって話しているのですから，指差さなくてもどの部位かわかるはずです）．

2. 脚

体重を両脚に均等に乗せるようにして立ちます．体が揺れるので，膝を曲げて片方の脚にのみ体重をかけないようにします．

3. アイコンタクト

　プレゼンテーションを聞いている人とアイコンタクトを保つのはとても大切です．症例プレゼンテーションを暗記してできるようになる，ということではありません．暗記できなければ，重要な点を簡単にカードにメモしておいて，それを参照しつつプレゼンテーションを行ってもよいでしょう．カードは必要なとき以外，白衣の胸ポケットにしまっておきます．

　何度か練習すれば，うまくアイコンタクトを保ちながらプレゼンテーションできるようになります．アイコンタクトを保つことによって，聞いている人がよりプレゼンテーションに興味をもって聞いてくれるようになります．

2 声（Voice）

1. 声の速さ

　時間がかかり過ぎるのは問題です．しかし，プレゼンテーションは明瞭でないといけません．話す速度を上げようとして，明瞭さを犠牲にしてはいけません．

　英語が母語でなければ，意識して1つ1つの音節をはっきりと発音することが大切です．たとえ英語に訛りがあっても，発音が難しい単語の後に数秒沈黙を挟むことでぐっとわかりやすくなります．

2. 声量

　プレゼンテーションなので相手に声が届かなければなりません．囁くのと叫ぶの間くらいのレベルにします．

3. 声の調子

　患者さんはそれぞれ違っても，症状や診断はしばしば似通っています．なので，ともすれば聞いている人も興味を失うことがあります．工夫をして，聞いている人が興味をもつようなプレゼンテーションをすることが大

事です．一本調子で話すのを避けて，抑揚を上手く使うのも，そのための1つの方法です．

4. 言葉による間合い（Verbal pauses）

日本語の「あのー」や「えーっと」に相当する"OK", "You know", "Ah", "Um"などは，プレゼンテーションを聞く人の注意を妨げ，全く不必要なので使用しないようにすべきです．

5. 沈黙の間合い（Silent pauses）

Verbal pauseの代わりにSilent pause（沈黙）を意図的に用います．症例プレゼンテーションにおいては，数秒の沈黙が効果的です．聞いている人に，話の内容をもっとよく理解できる時間を与えることになります．

3 症例プレゼンにおける使用する言葉（language）の秘訣

1 事前に理解しておくこと（Comprehension）

発音に自信がない言葉があれば，正しい発音を調べます．医学略語や広く使われていない専門用語を使いすぎないようにします．

プレゼンテーションで用いる言葉は，すべてその意味と発音をわかっていないといけません．その準備ができていれば，プレゼンテーション中やその後の質問にも対応できます．前もって英語の辞書を使ったり，英語を話す友人に尋ねたりするとよいでしょう．より自分のプレゼンテーションの理解が深まり，質問にも答えられるようになります．

2 発音（Pronunciation）

アメリカ英語ではほとんどどんなルールにも例外があります．ルールを覚えるだけでは正しい語を用いて正しい発音をするのが難しいので，それぞれの単語について個別に覚えていく必要があります．具体的には，以下のような例があります．

> ○ The patient drank three beers. [drˈæŋk]
> × The patient drunk three beers. [drˈʌŋk]

> ○ The patient swam two miles. [swˈæm]
> × The patient swum two miles. [swˈʌm]

> ○ The patient drowned. [drάʊnd]
> × The patient drownded. [draύndid]

なお，発音ではありませんが，患者さんのIDを述べる際にあるよく間違いは，"a 21 years old man"です（"a 21 year old man"が正しい）．"The patient is 21 years old."は正しいです．それぞれルールと例外を覚えなくてはなりません．辞書や英語を話す友人を有効活用します．

3 明瞭に話すこと（Articulation）

英語が母国語でない場合，それぞれの音節をはっきりと発音することは非常に重要です．例えば，4つの音節がある"diphtheria"なら，"dip-thir-ree-ah"とそれぞれの音節を分けてはっきり発音します．訛りがあって，なおかつ発音が不明瞭だと，正しく聞き取るのは特に難しいのです．そして，さらに重要なことですが，曖昧な発音をしたところで，発音に自信がないことは伝わってしまいます．

4 その他の注意点

　略語は適度に使います．例えば，CBC（Complete Blood Count：血算）やCOPD（Chronic Obstructive Pulmonary Diseases：慢性閉塞性肺疾患）はよく用いられますが，HPI（History of Present Illness：現病歴）は状況によっては不適切かもしれません．一般的な略語ほど，症例プレゼンテーションでもよく用いられやすいです．

　また，アメリカ人医師が"liver wise"とか"bowel wise"というように，「〜については」という意味で"wise"という言葉をくり返し使っているのを耳にするかもしれませんが，真似して使うのは避けた方がよいでしょう．ここでも単語の後にsilent pauseを置くことで"wise"の頻用を避けられます．

5 さらなるコツ

　プレゼンテーションをさらによくわかってもらうために，2つのコツがあります．1つは，はっきりと大きな声で（大きすぎてもいけないけれど），例えば"Past medical history"などと項目名を述べること．もう1つは，それぞれの項目名や重要なポイントの直後に（数秒の）沈黙を挟むことです．

　日本人医師・医学生にとって英会話は1つの大きな挑戦であり，特有の問題です．そのため，英語を用いる日本人医師・医学生に次のようなアドバイスをしてきました．ここでは，よくみられる発音の問題に焦点を当てて，最もよく間違って発音される言葉，アメリカ人医学生も苦戦する単語，そして"Medicalese"について解説します．

4 日本人医師はココが苦手！

1 "r" と "l"

　読者の皆様は認識されていると思いますが，日本人は「r（アール）」と「l（エル）」を区別して発音するのが苦手なことが多いのです．症例プレゼンテーションで頻用される多くの単語はこの区別が不可欠であり，特別注意を払う必要があります．練習すべき単語には以下のような語があります．

respiratory rate	[réspərətɔ̀:ri réɪt]	呼吸数
regular	[régjʊlə]	正常の, 整
rhythm	[ríðm]	リズム, 脈, 律動
irregular	[ìrégjʊlə]	不整の
right lung	[ráɪt lˈʌŋ]	右肺
reactive to light	[riæktɪv to: láɪt]	対光反射あり
irregularly irregular	[ɪrɛgjələli ɪrégjʊlə]	不規則性不整

2 "sh" と "s"

　もう一例，発音の区別がつけにくく問題を生じやすいのは「sh（シュ）」と「s（ス）」です．この違いの方がより難しく，さらに気づかれていないのはなぜかというと，日本の医療現場では永らく誤った発音のまま定着してしまっているからでしょう．例を以下にあげます．

CBC (complete blood count, 血算, 全血球計算値)

COPD（chronic obstructive pulmonary disease, 慢性閉塞性肺疾患）
CT（Computed Tomography, CTスキャン）

　これらは「C ＝ see ＝ スィー［síː］」と発音すべきであり，「she（彼女）＝シー訳注11［ʃiː］」ではありません．

　興味深いことに，日本人研修医のなかには誤った発音を逆転させてしまい，女性患者のことを正しい「she＝シー」ではなく「C＝スィー」と間違って発音してしまう者もいます．

　このタイプに該当する間違った発音の頻出例としては，「emergency（救急）＝イマージェンスィー（正）［ɪmˈəːdʒənsi］」と発音するところを誤って「イマージェンシー（誤）」と言ってしまう例があげられます．

　　　　　　訳注11：日本語の「し」の音．

3　"g" と "a"

　ときに問題となる発音としては，EKG〔イーケージー：英語 electrocardiography, 独語 Elektrokardiogramm（心電図）〕で発音される「g（ジー）」の音訳注12，そして，"lab［lˈæb］（検査室，研究室，検査結果）訳注13"，"rash［rˈæʃ］（発疹）"，"plan［plˈæn］（計画）"で発音される"a"の音です．日本語の「ah＝あ」で発音される軟音の「a」と比べると，実際英語で発音される「a」の音は耳障りであり，ほとんど無礼に聞こえる音でしょう．

　　　　　訳注12：EKGは「イーケーズィー」ではなく，「イーケージー」と発音する．
　　　　　訳注13：臨床では "laboratory test data" を略して "lab" と言うことが多い．血液検査なども含む．

4　使用頻度が高く，発音を誤りやすい16単語

　次の16の単語は非常によく使われ，かつ誤った発音がされやすい語です．

英単語	発音記号	読み方
abdomen 腹部	[ǽbdəmən]	[AB do men]
bronchoscope 気管支鏡	[brɑ́nkəskòup]	[BRAN - ca- scope]
bronchoscopy ブロンコスコピー, 気管支鏡検査	[brɑ́nkəskɑ́pi]	[bran CAS copee]
carotid 頸動脈	[kərɑ́tid]	[ka RAH tid]
comfortable 快適な	[kʌ́mfərtəbl]	[COM-fert able]
diuretics 利尿剤	[dàiərétiks]	[di yur RET ics]
edema 浮腫	[idí:mə]	[i DEM a]
extremities 四肢	[ɛkstrɛ́mətiz]	[ex TREM it ties]*

(＊「エクストレミティ」と発音。"e" = "met", "get"で発音される「エ」の音)

fatigue 疲労, 倦怠	[fətí:g]	[fah TEE ga]
hemoglobin ヘモグロビン	[hí:məglòubin]	[he ma glo bin]
nausea 吐き気	[nɔ́:ziə]	[NAH zee ah]
pupil 瞳孔	[pjú:pəl]	[pyu pul]
subsequent に続いて起こる, その後の	[sʌ́bsɪkwənt]	[SUB se quent]
syncope 失神	[síŋkəpì:]	[sing ca pee]
turgor ツルゴール, 皮膚の緊張感	[tə́:rgər]	[tur ger]
uremic 尿毒症の	[juərí:mik]	[you REM ic]

5 語尾の"a"

「a＝あ」で終わるべき語を「er」と語尾に足さないように注意！例えば，以下の語の終りの"a"訳注14．

> 訳注14：流暢に話そうとするとときに日本人は舌を丸めて語尾にerを足す傾向がみられる．これらの語は「アッ」という音で終わる．

area	[éəriə]	範囲, 面積, 地域
diarrhea	[dàiərí:ə]	下痢
formula	[fɔːmjʊlə]	人工乳
idea	[aɪdí:ə]	考え
pneumonia	[nju:móʊnjə]	肺炎
saliva	[səláɪvə]	唾液

6 恥ずかしい結果となる医学用語

次にあげる比較的よくみられる3例の誤った発音は，アメリカ人にとってはおかしいのですが，日本人にとっては恥ずかしい結果をもたらします．

例：その1 "th"

日本人研修医が"breath（呼吸）"の"th"を正しく発音できない場合，患者さんが訴えているのが息切れ（shortness of breath）ではなく，胸（乳房）が足りない（shortness of breast）と聞こえてしまいます！特に高齢の男性や女性の症例報告をしているときは愉快な反響を得ることになってしまいます！この発音ミスは，"th"を発音するときには舌を歯よりも前に突き出さなければならないことを忘れなければ容易に改善し克服できます．

例：その2　"l"

　日本人医師が"L"の音をはっきりと発音できないとき，例えば患者さんが「bleeding（出血）している」と言っているつもりでも，その患者さんは「breeding（繁殖）している」と報告しているのだと勘違いされてしまいます．この誤った発音もきっとクスクス笑われてしまうでしょう．

例：その3　"sh"

　もし医師であるあなたが看護師に「患者さんは 帯状疱疹（shingles：シングルズと発音）がありますか」と聞かれたら，「その患者さんはsingle（スィングルと発音＝独身者）ではなく既婚者です」とうっかり返事をしないように注意すること！

7 重ねて忠告

　同僚のアメリカ人医師にもあてはまることですが，日本人医師も「言葉による間合い」を使うことを避けるべきです．日本人医師が"you know（ほら）"，"ah"，"um"，"OK"などといったアメリカ人の「言葉による間合い」を真似する傾向がみられますが，それは避けるべきです．しかしながら，多くの場合は日本人医師がアメリカに「あの」，「えーっと」といった日本独自の「言葉による間合い」を持ち込んでくる場合が多いのです．いずれにしても，これらの「言葉による間合い」は使うべきでなく，代わりに「沈黙の間合い」を上手に利用することが大切です！！

8 アメリカ人医学生も苦戦する単語

　次の図はアメリカ英語圏の医学生でさえ苦戦する語をランダムに集めたものですが，医学教育者には指導の教材として，そして医学生には自己学習評価の指標として役に立ちます．個々のワクには発音が困難な類似する

単語が含まれており，1つ1つが注目に値する，もしくはじっくりと議論する題材になります．

Beware the Irregularly Irregular English Pronunciation Problems

- World [wɚːld]
  Ward [wɔɚd]
  Word [wɚːd]

- Quit [kwít]
  Quit [kwít]
  Quit [kwít]

- Present [préznt]
  Present [préznt]
  Present [préznt]

- Breath [bréθ]
  Breast [brést]
  Breathe [bríːð]

- Leader [líːdɚ]
  Reader [ríːdɚ]

- Bowel [báʊəl]
  Bowl [bóʊl]

- Complaint [kəmpléɪnt]
  Compliant [kəmpláɪənt]

- Walk [wɔːk]
  Work [wɚːk]

- Further [fɚːðɚ]
  Farther [fáɚðɚ]
  Father [fáːðɚ]

- Tentacles [tɛntəkəlz]
  Testicles [tɛstɪkəlz]

- Curly [kɚ́ili]
  Clearly [klíɚli]

- Breeding [bríːdɪŋ]
  Bleeding [blíːdɪŋ]

- Effect [ɪfékt]
  Affect [əfékt]

- Heart [háɚt]
  Hurt [hɚːt]

- Chicken [tʃíkən]
  Kitchen [kítʃən]

- Tremor [trémɚ]
  Tumor [tjúːmɚ]
  Honor [ánɚ]

- Our [ɑɚ/áʊɚ]
  Are [ɚ/ɑ̀ɚ]
  Hour [áʊɚ]

- She [ʃi]
  COPD [siː]
  CPR [siː]

第2章

Dr.リトルが教える医学英語スピーキングが素晴らしく上達する方法

5 知っておきたい医学俗語 (Medicalese) Part 1

　私は15年以上に渡って医学生や医師にプレゼンテーションのしかたを教えてきました．生徒たちのほとんどは日本やアジア諸国から来ており，彼らの英語が上達するにつれ，私は生徒たちの使う英単語の意味が一般人が使う通常の英語の意味とは異なることに気づいたのです．私はこれらの英単語を集めはじめ，それぞれの言葉が一般的な用法とは異なる意味をもつことを発見しました．これらの言葉は，「医学英語」として紹介されているかもしれません．ここでは医学の世界の内と外とで大きく異なる言葉をいくつか選んで解説します．この本は辞書ではなく，医学生や医師からの情報を基にした教材ですから，ここでの定義はあなたの理解や経験と少し異なるかもしれません．

　ここでは，それぞれの単語を以下の順に説明します．

医：幅広く理解されている医学的な意味あるいは状況

例：医療現場で使われる例文

Little's コメント：スピーチ学教授としての筆者の意見

Irregularly irregular （不規則な不整脈）

医 心拍の性質を表したもの．

例 "His heartbeat was irregularly irregular."
「彼の心拍は不規則性不整脈だね」

> **Little's コメント**　これは，私が最初に出会った医学俗語（Medicalease）です．私はなぜこのようなまるで早口言葉が"inconsistently irregular（一貫性のない不整）"の代わりに使われれるのか疑問でしかたがありませんでした．そして，私は心拍が"regularly irregular（規則的な不整）"の場合もあることを知りました．実際，いろんなパターンの不規則性がありますが，"Irregularly irregular"が最も一般的に用いられます．ということは，医師はそれぞれの言葉の頭に「ir＝不」が付くかどうかに細心の注意を払わなければならないということでしょう．

Presented with（〜で来院した）

医　医療機関を受診すること．

例　"The patient presented with a high fever and swollen lymph nodes in the neck."

「患者さんが高熱と頸部のリンパ節腫脹で来院した」

> **Little's コメント**　医学部で教え始めた最初の年にこの言葉と出会いました．もう慣れましたが，当初はなぜ"come in with"の代わりに"present"を使うのか不思議でしかたがありませんでした．

Appreciate（が認められる）

医　医学俗語（Medicalease）では，この言葉は"find（みつかる）"，"see（みられる）"，"feel（感じられる）"，"hear（聞こえる）"，"recognize（わかる）"，"realize（気がつく）"に置き換えて使われます．

例　"Did you appreciate the murmur that I heard?"

「私が聴いた心雑音は認められましたか？」

> **Little's コメント**　この意味は，"appreciate"が一般的に意味する"grateful（感謝する）"や"thankful（ありがたく思う）"とはだいぶかけ離れています．

Grossly Normal（ほぼ正常）

医 一見すると，臓器は正常だろうということ．

例 "As a whole, the patient's liver was grossly normal."
「全体としては，患者さんの肝臓はほぼ正常です」

Little's コメント　私が思うに，「ほぼ正常」というのは，矛盾していると思います．正常が「だいたい」ということがありうるのでしょうか？　私の意見としては，この言葉を医療現場で用いる理由は，医師が自分を守るためであるような気がします．この文における「ほぼ（grossly）」という意味は，医師が最終的な答えではなく，むしろ一般的に見える範囲での所見を述べているといえます．

Night Float（ナイトフロート）

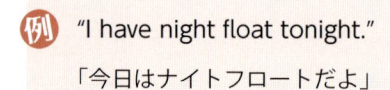

医 夜勤．

例 "I have night float tonight."
「今日はナイトフロートだよ」

Little's コメント　私の考えでは，ナイトフロート（夜にぷかぷか浮かぶ）は，快適な睡眠や昼寝を指すような気がします訳注15．実際に，夜勤と言うよりは，いい響きがします．

> 訳注15：実際の現場では，ナイトフロートは1人で，50〜60人の患者さんを夜にカバーする業務であり，睡眠や昼寝をしているのとは大違いです．

In House（インハウス）

医 病院にいること．

例 "She will be in house for a month."
「彼女は1カ月間，病院内勤務でしょう」

Little'sコメント この言葉は,簡単に想像がつきます.他の専門家でも,オフィスや会社を指すときに"house"を用います.

Status Post（〜後）

医 治療,処置が終わった状態を指す.

例 "Her past medical history is significant for: cancer, status post chemo-therapy."
「彼女の既往歴の主なものには,化学治療後のがんがあります」

Little'sコメント ただ"after"と言えば簡単なのに.

Subjective Weakness（自覚的脱力感）

医 すべての訴えに自覚症状しか認められない（他覚的所見がない）場合は,診断は難しい.

例 "My patient has a subjective weakness in both legs."
「私の患者さんは両下肢の自覚的な脱力感があります」

Little'sコメント もし診察で認められる所見（神経・筋異常など）がなければ,足を引きずっていても,自覚的症状のみとされることもあるということです.

Productive Cough（痰を伴う咳）/ Non-productive Cough（痰を伴わない咳）

医 咳に痰を伴うか伴わないか.

例 "His productive cough produced green mucus."
「彼は,緑色の粘性の痰を伴う咳があります」

Little'sコメント これは意味の通じる言葉ですが,一般的にはさほど用いられません.

Establish a Care （かかりつけ医をもつ）

医 かかりつけ医を決め，治療の計画を立てること．

例 "The patient must establish a care before we begin treatment."

「患者さんは治療を開始する前に，かかりつけ医をもたないといけません」

Little's コメント かかりつけ医をもつことは，個々の治療の過程において決めなければならないさまざまなものを，すべて包括する近道であるようです訳注16．

> 訳注16：かかりつけ医をもつことで，治療にあたって必要なあらゆることがスムーズに決まりやすくなるという意味．

Secondary to （〜による）

医 訴えのもとの原因．

例 "She has hypertension secondary to her chronic renal disease."

「彼女は慢性腎疾患による高血圧があります」

Little's コメント これは，"after"や"because of"に代わる独特な言い回しの1つです．

Resection （切除）

医 外科的に切除すること．

例 "His resection left a big scar."

「外科的切除により，大きな傷跡が残った」

Little's コメント この言葉は，一般の人は混乱します．医学分野にいない普通の人ならば，"resection"といえば，「re-section= section（切除）を2度した」と考える

でしょう．

Erythematous（紅斑性の・赤い）

医 皮膚が赤いこと．

例 "The baby's buttocks were erythematous."

「赤ちゃんの臀部は発赤を呈していた」

Little's コメント すべての"red"は医学的には"erythematous"と表現するのではないかと思うくらい，この言葉には非常に煩わされました．後に，"erythematous"という言葉は皮膚にしか用いないことを知りました．この言葉にも歴史的背景があるのはわかりますが，"red"と言えば済むことなのに，と思うことがあります．

Wise（～に関してはぁ～）

医 会話のポーズ．

例 "stomach wise"

「胃に関してはぁ～」

Little's コメント "Wise"は，言葉のポーズ以外の何ものでもありません．これは，用いるべきではありません．プロである医師が，プレゼンテーションの際に"neuro wise（神経はぁ～）"，"any other organ wise（他の臓器はぁ～）"と言うのを聞くとがっかりします．

Pimp（ピンプ）

医 教授やアテンディング（指導医）が医学生やインターンの医学的知識の深さを知るために，次々と難しい質問をすること．

> **例** "Dr. Smith pimped two students today."
> 「今日，スミス先生が2人も生徒を質問攻めに（pimp）したよ」

Little's コメント これは，私が医療の世界には本来と全く違う意味で使われている言葉があると気づくきっかけとなった言葉です．この言葉が，医学生や研修医の知識量を測るために次から次へと質問攻めにすることを表すと知ったときは，非常に驚きました．私の生徒たちから聞きましたが，日本では学生の知識基盤を測る目的で徹底的に質問するプロセスに，"pimp"という言葉は用いないようです．

　医学俗語（Medicalese）のリストは，決してこれだけではありません．数えきれないくらいの例があり，このリストはさらに長くなるでしょう．医療の世界では，一般的な単語を独特な意味で用いていることを信じられない人は，どの医学生もインターンも直面する"pimp"訳注17という単語を考えてみるといいでしょう．医師がどのようにして"pimp"という言葉を用いるのか．近くの医学部や病院を訪ねてみると，こんな会話を耳にするかもしれません…．

　2人の女性インターンが都市部の病院の廊下に立ってこんな話をしていました．1人が"Have you been pimped by Dr. Smith?（ねぇ，スミス先生にピンプされたことある？）"と聞くと，もう1人が"Not yet but I'm not looking forward to it!（まだよ．されないことを願うわ）"と．

　医師以外のプロは"pimp"という言葉をこんな風には使いません．これは，医学俗語（Medicalese）の典型的な例です．

訳注17："pimp"という言葉の一般的な意味については，各々辞書を引いて調べてみてください．

6 これは役立つ医学俗語 (Medicalese) Part 2

　医学俗語（Medicalese）Part 1を書き終える間もなくさらに多くの医学俗語を発見しました．私自身の医学俗語への興味，および私の敬愛する日本人医師たちのリクエストもあり，Part 2を作成することとしました．Part 1と同様に，これらの言葉の意味は医療現場と日常生活で大きく異なることがあります．今回はより積極的にその言葉の意味を探ってみました．これは辞書ではなく，私とともに学んでいる医学生および医師からの知識を基にしているものです．言葉の定義が読者の皆さんの理解および経験と多少なりとも異なることがあることを留意いただきたいと思います．

Supra（〜以上の，過剰の）/ Sub（〜以下の，基準以下の）

医 治療薬の効果が理想より過剰もしくは過小である際に使用します．また，体の部位を命名するために使われることもあります．例：Subclavian artery or vein（鎖骨下動脈もしくは静脈）.

例 "The effect of his dosage of warfarin was supratherapeutic."
「ワーファリンの効果が治療域上限を超えている」

Little'sコメント 言葉の意味は医学知識のない人々にも理解は可能ですが，常々こう考えるでしょう．なぜ単純に，予想していた結果より"higher（高い）"，"lower（低い）"と言わないのでしょうか？

Passive Motion（受動的運動）

医 患者さん自身でなく医師などの第三者により，患者さんの体の部位が動かされること．

例 "The passive range of motion of his right arm was intact."

「右腕の受動的運動の可動域は正常である」

Little's コメント この言葉の使用方法は一般の方でも容易に理解できるでしょう．

Focal（局所的な，焦点である）

医 医師が注意を払う臓器もしくは体の一部の限局的な部位を指します．"focal"な部位は必ずしも一部分とは限りません．

例 "He had no focal weakness (as opposed to diffuse weakness)".

「彼には（神経学的に懸念される）局所的な筋力低下はなかった（全般的な筋力低下に対して）」

Little's コメント 私は依然この言葉にしっくりきていません．"Focal points"が各疾患でそれぞれ憂慮すべき体の部位であることは理解しました．医学の分野でも"Focal"の意味合いは微妙に違うみたいです．私の場合は，カメラのフォーカスが頭にあり，余計混乱を招いてしまいました．引き続きこの単語の奥深さ（focal in medicine）を学んでいくこととします．

Obtunded（意識のレベルが悪い，傾眠状態の）

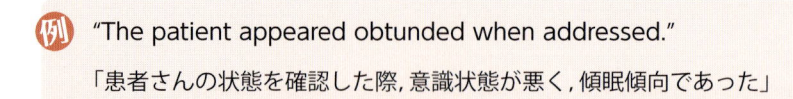

医 患者さんが中等度の意識レベル低下状態であり，容易に起こせない状態．

例 "The patient appeared obtunded when addressed."

「患者さんの状態を確認した際，意識状態が悪く，傾眠傾向であった」

Little's コメント この単語は医学以外ではめったに使用されず，言葉の発音を聞いたとき非常に印象的でした．患者さんが非常に重篤で意識レベルを維持するのが困難な状態を簡便に表現する方法のようです．

Resident（研修医）/ Intern（初期研修医）

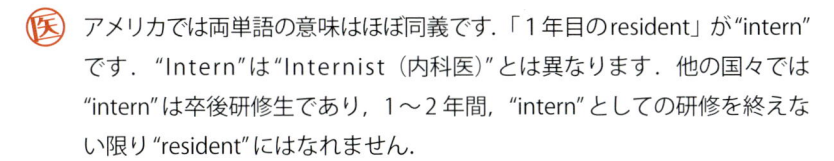

医 アメリカでは両単語の意味はほぼ同義です．「1年目のresident」が"intern"です．"Intern"は"Internist（内科医）"とは異なります．他の国々では"intern"は卒後研修生であり，1～2年間，"intern"としての研修を終えない限り"resident"にはなれません．

例 "Interns require the close supervision of all the residents in the hospital."

「初期研修医は病院で研修医の監督のもと医療行為を行う」

Little's コメント 個人的見解としては世界中の医療機関で研修医制度が統一されるのがより効率的でないかと思います（実際にはそれを成し遂げるのは難しいのですが）．もしアメリカのシステムが優れているのならば，他の国々にも推奨できないでしょうか．日本では近年，卒後1, 2年の初期研修が義務化されています．その効果のほどは私の日本人生徒によると一長一短のようです．変化というものは簡単なものではありません．

Mechanical Fall（力学的要因による転倒）

医 この単語の意味を知るため複数の辞書を参照したところ，矛盾した内容が記載されていて驚きました．また，複数の医師（2人は老年内科医）に意見を聞いてみたところ，彼らからも一貫した答えは得られませんでした．私の結論としては，"mechanical fall"という単語には皆が納得する意味はいまだ構築されておらず，使用のされかたもまちまちのようです．ただし，高齢者の原因が説明できない転倒を意味することが多いようです．

例 "That elderly man had a mechanical fall last night which resulted in a left hip fracture."

「あの高齢男性が昨晩，転倒して左大腿骨を骨折してしまった」

Little's コメント "Mechanical"という単語が医師によって転倒の原因の1つとして使用される一方，日常的には"nuts and bolts or machinery（仕組み，機械）"を意味します．医師は患者さんの転倒の原因が不明の際，"mechanical fall"

と呼称する傾向にあります．そのような意味では"essential or idiopathic（本態性，もしくは特発性）"と同様に使用されているのでしょう．この単語は主に高齢者に使用されます．おそらく"mechanical fall"と呼んだ方が"old age frailty（高齢に伴う虚弱性）"とするより聞こえがいいのも理由かもしれません．

Etiology（原因，病因）

医　"Etiology"という単語はそれぞれの疾患の原因を探る際に使用します．

例　"The etiology of his toothache is unknown."
「彼の歯痛の原因は不明だ」

Little'sコメント　一般人でも理解はできる単語ですが，"What caused the disease?（何が病気の原因なのだ？）"ともっと簡単に言えないのか不思議に思うでしょう．

Essential（本態性の）

医　疾患の原因が判明しない際に使用されます．代表的疾患として高血圧，振戦があります．

例　"The patient has essential hypertension."
「患者さんは本態性高血圧を患っている」

Little'sコメント　逆に，"unessential hypertension（非本態性高血圧）"や"unessential tremor（非本態性振戦）"はあるのでしょうか？

Idiopathic（特発性の）

医　疾患の原因が不明の際に使用される単語です．

例 "The patient had idiopathic pulmonary disease."

「患者さんは特発性肺疾患を患っている」

Little'sコメント 疾患の原因が判明しない際，医師は"essential"もしくは"idiopathic"を使用します．

Anicteric（黄疸のない）

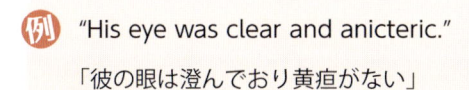

医 "Icteric（黄疸のある）"ではないこと．患者さんの眼が黄疸にかかっていないこと，もしくは黄色にみえないこと．

例 "His eye was clear and anicteric."

「彼の眼は澄んでおり黄疸がない」

Little'sコメント 単純に"yellow（黄色）"と言う代わりに，あえて医学用語を使用している一例です．

Injected（充血した）

医 医師は患者さんの眼の色を"injected（充血している）"もしくは単純に"red（赤い）"と表現します．

例 "When the patient's eye was examined, it was found to be injected or bloodish in color."

「患者さんの眼を診察した際，充血していることが判明した」

Little'sコメント どれだけ"red"や"yellow"と言った方が，"erythematous（発赤した）"，"injected"，または"icteric"より簡単でしょうか！

Incarcerated（陥頓している）

医 この単語は腸管の1つの状態を意味します．つまり，"incarcerated"は

"constricted（収縮している状態）"と"strangulated（絞扼している状態）"の中間的状態です．

例 "The large bowel was incarcerated."
「大腸が陥頓していた」

Little'sコメント 一般の人は"strangulated bowels"という単語をよく耳にします．"Incarcerated"の意味を理解することも難しくはないでしょう．しかし，"strangulated"と"incarcerated"はいずれも不吉に聞こえる単語です．

Early Satiety（早期に満腹感を覚えること）

医 患者さんが空腹であろうとなかろうと，満腹になるのに少ししか食事をとれない状態を指します．

例 "Despite a good appetite, the patient experienced early satiety."
「食欲があるにもかかわらず患者さんは早期に満腹感を覚えた」

Little'sコメント "Satiety"は私にとっても新しい単語です．以前までは"satiated（満腹感を覚える，飽き飽きする）"もしくは"sated（satiatedと同義）"を使用することしかありませんでした．今後の英会話にこの新しい単語を使用できることはよろこばしいことです．

Afebrile（発熱していない）

医 発熱していないこと．

例 "The patient's vital signs were normal and she was afebrile."
「患者さんのバイタルサインは正常であり熱もない」

Little'sコメント 30年以上医師として働いている私の友人は"obtunded"という単語は誰でも知っていると思っていたそうです．私も英会話のクラスで生徒が"afebrile"

という単語を使用するのを数えきれないほど聞いていたため，この単語が医学俗語（medicalese）であることに最近初めて気づきました．医学の知識のない一般の人で，"obtunded"や"afebrile"の意味を知っている人を見かけたことがありません．

7 さいごに

　この章を，医師と患者さんの間に生じた興味深く，いたいけな誤解を紹介してしめくくりたいと思います．このエピソードは，患者さんが医師に「両足の表面血管がときどき"tic-tac-toe boards（三目並べの碁盤）"のように見える」と訴えたところから始まりました．医師は患者さんの足を診てすぐに診断名を伝えました．「これは"livedo reticularis（網状皮斑）"です．何も心配しなくていいですよ」．ところが患者さんはこれを"libido reticularis（性欲による皮斑）"と聞き間違えて，この足の皮斑が自分の性欲の状態により変化するものと，医師に質問することなく解釈してしまいました．自分の足を見られることで性欲の状態を知られてしまうと思い非常に恥ずかしくなり，数カ月この病態について詮索することはありませんでした．その間，長ズボンや長いスカートをはくことで足が見られないように細心の注意を払っていたのです．ついに意を決してオンライン辞書で"libido"と"reticulate（網目の）"を調べましたが，いずれも自分の症状と一致しないことに気づきました．さらに調べたところ，ついに自分の状態が"LIVEDO reticularis"であることに初めて気づき，これが全く性的要素と無関係であることを知ったのです．彼女がどれだけ安堵したかは言うまでもありません．

　医学俗語（medicalese）を学ぶことは"Knowledge is power（知識は力なり）"という格言を再認識させてくれます．比較的苦労もしないので，

ぜひみなさんにも学んでほしいと思います．

本書の読者の皆様へ　羊土社ホームページ特典

本書『Dr. リトルが教える医学英語スピーキングが素晴らしく上達する方法』の特典として，下記手順により羊土社ホームページで登録をしていただくと，本書の理解に役立つ動画と英語原文をご覧いただけます．

▶ Dr. リトルがスピーキングクラスで実際に教えている**症例プレゼンテーションの動画**を多数順次公開！
▶ 本書のもとになった**英語原文**※を掲載！

【閲覧のための手順】
下記URLへアクセスしてください．

http://www.yodosha.co.jp/drlittle/

アクセス後，表示される説明に従って，**羊土社ホームページ会員・羊土社メディカルオンライン会員の本書ご購入者登録**をしていただき認証が完了すると，特典ページで読者限定動画・英語原文をご覧いただけます．
ぜひご活用ください！

※ドラフト原稿のため，本書とは一部異なりますので，誤植等を含めご容赦ください．

コラム

アメリカ臨床留学を成功させた日本人医師が教える秘訣 その4

研究留学のススメ

英語について

1. 日常英語

　私は幼少時代をアメリカで過ごし，現地校に通ったいわゆる「帰国子女」です．物心がついたときから英語を喋れていたことは大きなアドバンテージでしたが，その後，この英語力を維持・向上できたのは，帰国子女用の英会話スクールに通い続けたことと，大学受験のときも家族がハの字眉になっているのを横目にテレビの二カ国語放送をすべて英語で見ていたことがあげられます．今では家族の協力（？）の賜だと思っています．

2. 医学英語

　どんなに日常英会話ができても，プロフェッショナルな現場で活用できる医学英語を習得するには努力が必要です．私は医学生時代から勉強のほか，以下のような環境に積極的に挑戦しました．
　①エクスターンとしてイギリスやアメリカに留学（13回以上）
　②アメリカ海軍病院で1年間のインターン
　③ECFMG（Educational Commission for Foreign Medical Graduates）を取得する過程（USMLE：United States Medical Licensing Examination）の勉強
　④インターナショナルクリニック
　⑤研究留学の日々のなかで研究者と対等に議論するため，国際学会などでの学会発表

皆様それぞれにさまざまな学習方法があると思います．私はどちらかと言えば実践型です．一度思い切って現場に飛び込んでしまうというのも，飛躍的な医学英語力アップに繋がるかもしれません．

リトル先生の教え

1. プレゼンテーションスキル

　リトル先生に学んだプレゼンテーションスキルは，まさに目から鱗でした．私はディベートすることや人前で発表をすることをアメリカ現地校で訓練され慣れていたので，実は比較的得意な方だと自負していました．しかし，リトル先生のクラスでは毎回私の悪い癖が露になり，改善すべき点を丁寧にご指導いただいています．

①間合い

　いかに私自身が「沈黙の間合い」ではなく「言葉の間合い」を多用しているかを痛感いたしました．原稿を棒読みすれば「言葉の間合い」を使わなくて済むでしょう．しかし，それではいいプレゼンはできません．内容をよく消化してから自分の言葉で表現した方が相手には伝わりやすい分，スムーズに途切れなく話すことが難しくなります．注意を払うようになってから，「言葉の間合い」を乱用しそうになるたびにリトル先生の顔がパッと目に浮かびます．そのたびに堂々と笑顔を保ったまま「沈黙の間合い」を心がけています．

②立ち振る舞い

　背筋をピンと伸ばし，ハキハキと笑顔で話すよう心がけています．リトル先生のご指摘で気づいたのですが，私は内容に自信があるときほどシャキッとしているようです．自信がないときは片足に重心がかかり，腰が丸まり，聴衆と目を合わすことが減り，照れ隠しで笑いが混じったり，そして両手はジェスチャーと称してやたらと謎のメロディの指揮をとってしまいます．自信がもてるまで自分が発表する内容をよく消化することは，このように立ち振る舞いに

も影響します.

「いいえ,全然」

　日本語を勉強中の夫が日々苦労しているのが,謙遜という日本独特の文化です.家族を紹介するとき「ふつつかな妻ですが」,「愚息ですが」と照れ隠しに言うことがあります.謙遜という文化を知らない欧米人が聞くと,家庭内で問題があるのではないかとドキッとすることがあります.褒められたら「thank you」と答えるのが欧米文化では自然です.裏方でいつも支えているご家族の皆様,留学先では堂々と人前で褒めてもらえるチャンスです.ぜひ褒められるうれしさ（？）を堪能しましょう！

さいごに

　「人生のなかで研究に没頭する時期があってもいいのでは」

　恩師の町淳二先生のお言葉です.私は東京慈恵会医科大学大学院時代に生化学の基礎研究を行った経験もあり,研究にはかねてから非常に興味がありました.この度,町先生が数十年に渡って研究をされてきた超音波の基礎研究にかかわらせていただき,非常に充実した日々を過ごしております.始めは臨床留学への架け橋となるかもしれないと考えていた研究留学ですが,今ではすっかり研究医としての道に魅力を感じております.研究というのも面白いもので,止むことのない探究心を追求でき,ときにはクリエイティブな発想も生かせる非常にエキサイティングな分野です.

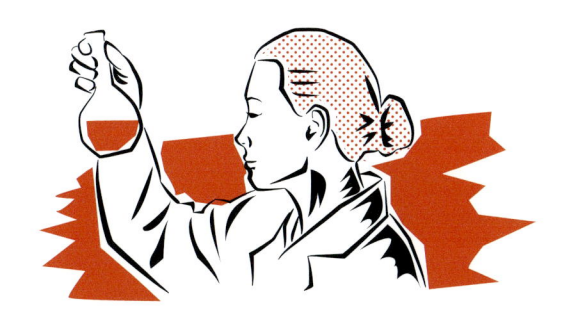

女性の方は特に，仕事，家庭，育児などに対し，自分の目標や夢とのバランスに悩むことが多いのではないかと思います．ましてや海外留学となるとなおさら悩みや不安は尽きないと思います．私自身も，結婚・出産・育児・アメリカへの永住などを経験していくなかで，医師としての目標が常に変化を遂げてきました．ここで言えることは，選択肢は1つではないということです．この本を手に取られた皆様のなかで留学をめざしておられる方々にぜひお伝えしたいのは，臨床留学に限らず，研究留学も含めていろいろな選択肢があるのだということです．どのような道を選ばれても，どうか皆様が心身ともに健康で，公私ともにバランスの取れたHAPPYな留学生活が送れますよう，心からお祈り申し上げます．

＜ビークロフト三枝絵美＞

Column

アメリカ臨床留学を成功させた日本人医師が教える秘訣 その5
アメリカ臨床研修に不可欠の要素

はじめに

　早いもので，レジデントを開始してから，あっという間に4年が経過しました．私の最初の1年間は決して易しいものではありませんでした．現在チーフレジデントという立場でレジデントの指導などをしていますが，何よりも，IMG（International medical graduate）として自分自身が乗り越えた壁，数々の経験が，後輩にアドバイスするうえで役立っていると思います．

IMGの直面する壁

　ハワイ大学内科には，数多くのIMGがいます．日本を含め，タイ，フィリピン，シンガポール，ドイツ，オーストラリアから来ています．出身国やレジデントを始める前の臨床経験により，実際に研修を始めてから直面する問題は若干異なりますが，多くのIMGに共通して言えるのが，言葉（英語）と謙虚なアジア人気質の壁です．

1. 英語

　チーフレジデントをしていると数々の問題，質問に直面します．自分の言っていることが正確に理解してもらっているのか不安，またはナースの言っていることを確実に伝達できているか不安—との電話が多くあります．英語はコミュニケーションのためのツールであり，医療現場においては不可欠であり，必須です．自身の英語能力に自信がなく不安なときは，何度でも聞き返すことが大切です．ナースからのオーダーは確認のために必ず復唱する，などの注意が必要となってきます．「言わなくても伝わっているだろう」は日本だけの文

化であり，アメリカでは言葉を発しないと伝わりません．

2. プレゼンテーション

　　与えられた内容を時間内にまとめて説明するというプレゼンテーションは，評価の重要な部分を占めています．言い替えると，どんなにプランが完璧で知識があってもプレゼンテーションが上手くなければ，理解してもらえずいい評価が得られないことが多いのです．

　　いいプレゼンテーションをするためには準備に時間をかける，流暢に話せるまで練習をくり返す，自信をもって発表することが必要です．満足できたプレゼンテーションの後はさらに意欲がわき，次のステップへと好循環が生まれてくるはずです．

3. Dr. リトルのプレゼンテーションクラス

　　最初は英会話クラスと勘違いしていたため，プレゼンテーションクラスの本当の意義について気づくまで時間がかかりました．人前でプレゼンするということで，声の大きさ，立ちかた，目線，発音，そしてプレゼンの流れのすべてを訓練することができます．人前で発表することが，自信につながり，これをくり返すことで，プレゼンテーションが目覚しく上達します．多くのレジデントがぶつかる壁が"be confident（自信をもつこと）"，"be assertive（はっきり主張すること）"であり，プレゼン教室ではこのような精神面の訓練をする機会も得ることができます．普段の会話では元気がよいのに，医療現場のプレゼンやディスカッションになると口を閉ざしてしまうレジデントが数多くいます．私はそんな研修医たちに，自分に自信をつけるという意味で，リトル先生のプレゼンテーション教室に積極的に参加するように勧めています．

レジデンシープログラムが求める研修医

　　多くの研修プログラムは，優秀な研修医を望んでいますが，英会話，プレゼンテーション，ドキュメンテーション（カルテ記載）ができることを前提に考えています．さらに，アメリカの医学部卒業時と同程度の医学知識，臨床経験を

もっていることを望まれます．アメリカの4年生はSub-internと言い，研修医と同様に自分で患者さんを問診し，アセスメントと具体的なプランを立てる教育を受けています．いわば，日本の初期研修終了時と大体同レベルになります．

Outstandingな研修医になるためには

レジデントプログラムがスタートし，各自がそれぞれに応じた努力をすることは当然ですが，さらにoutstandingな（傑出した）レジデントになるには"proactive（積極的）"になることが必要です．勉強，仕事，ディスカッション，学生教育のすべてに関して，積極性をみせ，人から与えられるのではなく，自分から向かって行ってください．現に，多くの外国人医師が，アメリカという舞台でoutstandingなパフォーマンスを見せています．

皆さんへのメッセージ

私も日本で働いていた頃は他の先生方の体験談を読み，未知なる世界に憧れを抱いていました．ハワイでチーフレジデントとして過ごす毎日は，英会話能力だけではなく精神的にも私を大きく成長させてくれましたが，まだまだ学ぶべきことが多くあることを痛感します．一歩踏み出す勇気をもてば，言語や文化の壁は苦とせず乗り越えられるでしょう．努力によって得た経験はさらなる力となり，世界への視野が広がると信じたいものです．これから世界に羽ばたく先生方，それを支える先生方，ぜひ自分を信じて頑張ってください．

<瀧香保子>

Column

アメリカ臨床留学を成功させた日本人医師が教える秘訣 その6
よく話し，よく備える

皆さんにとって英語を話すというのは，どれだけ"Comfortable"ですか？私自身は子供時代にアメリカで3年間暮らしていたこともあり，当初は英語に対してそれほどの拒絶反応を示すことはありませんでした．ただし，日本に帰ってから英語を使用する機会もなかったため，急速に会話能力は低下しました．研修医時代の英会話能力は，アメリカ留学研修をめざすにしてはあまりにもお粗末なレベルであったと思います．

ハワイで内科研修を始めてからより自覚したのは，中途半端な英語は仕事には役立たないということです．指導医の前でのプレゼンテーション，コンサルト医との電話での会話，患者さんの生死にかかわる病態に関する家族会議などの場面で，相手を理解し，理解されるには洗練された英会話能力が必要です．ワイキキで自分の欲しいカバンを指さしながら店員に理解を求めるものとは大きく違います．

私自身，患者さんにコミュニケーションに難のある主治医であると思われるのが申し訳なかったので，研修当初よりリトル先生のクラスに積極的に参加しました．

英語は必要なのか

医師に限らずいかなる職種の方も世界を相手にしているグローバルな時代です．英語ができることでどれだけ視野が広がるかを実感されたことがある方も多いでしょう．医学のトレーニングは日本でも可能ですし，必ずしも海外留学は必要ではないのかもしれません．それでも英語，特に英会話能力を習得することでより視野の開けた医師になれることは間違いありません．

英語はどれだけ上手くなるべきなのか

　欲をいうとどこまでも追求していきたいところです．英語がなんとなく伝わるというのと心から通じるというのには雲泥の差があります．自分が考えていることを，英語能力が低いため屈折して伝えなければいけないことほど悔しいことはありません．

　私自身は仕事に差し支えない程度の英会話レベルにまでは，研修1年目の終わりには到達していたと思いますが，相手の考えていることを心から理解するというところまで達していないと感じました．そのためリトル先生のクラスに最終年まで足しげく通いましたが，自分の成長を実感できましたし，本当によかったと思います．

どのように英語を身につけるのか

　私見ですが，現在の日本の教育だと英会話能力を身につけるのが非常に難しいと思われます．英語を読むのも書くのも素晴らしいのに，会話が全くついてこない日本人の先生をよくみかけます．英会話能力を養うには特別な訓練が必要だと考えます．以下に私が英会話能力を磨くために必要だと思う事項をまとめました．

1. とにかく話す，話す，話す

　口から言葉が出てこない限りは練習になりません．とにかく英語を口から発してください．当初は恥ずかしさでいっぱいだと思いますが，ここで勇気をもってくり返すことで数日内に上達ぶりを必ず実感するはずです．マラソンみたいに練習のし過ぎで怪我をすることはありません．存分に話し続けてください．

2. 発音の壁を乗り越える

　興味深いですが，日本人には日本人の，タイ人にはタイ人の共通した間違いやすい発音があります．例を挙げるとLとRの発音の違い，BとVの発音の違い，Seeとsheの違いなどが日本人の苦手分野です．大した違いに聞こえない

かもしれませんが，この発音の差でアメリカ人には本当に伝わらなくなります．プレゼンテーションの練習のときにアメリカ人，もしくは発音に精通している方に指摘してもらうことをお勧めします．本人が自覚しない限りは誤った発音のままです．

3.Well preparedであること

　英語のみの話ではないですが，プレゼンテーションを行うときは準備をいかにするかが非常に重要です．アメリカではコミュニケーションに重きをおきます．いかに相手に心地よくプレゼンテーションを聞いてもらえるかは，どれほど準備を行ったかによります．話す内容を与えられた時間内にまとめ，流暢に話せるまで何度も練習し，そして本番では自信をもってプレゼンテーションを行います．日本ではあまりない文化かもしれませんが，非常に大事なことです．1つ1つのプレゼンテーションを勝負と考えて，本気で取り組んでください．

さいごに

　ハワイで研修医として働きだしてもう3年目になります．日本に程近いこの島国で学んだことは計りしれません．世界にはまだまだ学ぶことが多いことをつくづく痛感します．みなさんが世界に羽ばたいていくには英会話能力は必須です．その習得に遅すぎることはありませんし，特別な能力が必要というわけでもありません．ちょっとしたコツと前に踏み出す勇気さえあれば，誰にでもできると思います．頑張ってください！

<筒泉貴彦>

第3章

Dr.リトルが実践する メキメキ上達する 英語スピーキング指導術

第3章 Dr.リトルが実践するメキメキ上達する英語スピーキング指導術

私は日本人医師を20年以上教育してきましたが，大勢の生徒たちに抜群の効果があった指導法を自分なりに開発したので，いくつか紹介してみたいと思います．

1 口頭でのフィードバック

プレゼンテーションを練習するのに，紙に書いた評価を後で渡すよりも，話している最中に直接口頭で間違いを指摘してあげた方がはるかに効果的です．その方が本人の記憶にも残り，授業に参加している他の生徒と一緒に正しい言い回しを練習すれば，全員が学習するいい機会になります．

2 自宅練習

英語の発音を改善するには，自宅で練習させるようにしています．日本人は"R"と"L"の違いや"V"と"W"の違いをうまく発音できないことが多いのですが，だいたいは1週間も自宅で練習すれば克服できます．練習後に，発音の難しい症例をプレゼンさせるのですが，点数を付けなくても，皆よく準備してくるようです．ときには，あっと驚くほど発音が改善していることもあります．

最近，ある生徒の症例報告が発音の難しい単語がびっしり詰まったものであったにもかかわらず，それを上手にこなしたので褒めてあげたところ，本人はそれまで，誰も自分の発音の間違いを注意してくれなかったと言うではありませんか．その場のフィードバックと1週間の自宅練習の結

果，翌週にはその生徒の発音にはさらに磨きがかかっていました．もっと上手になりたいという意欲も旺盛でした．

3 音声付き辞書

　アメリカで研修医を志す生徒には，音声付きの和英辞書を買うことを薦めます．良いものは600ドル程と高価ですが，発音に自信がつくことは間違いありません．

　アメリカ人のなかにも英語以外の母国語訛りや地方英語訛りがある人がいますから注意しないといけません．

4 グループレッスン

　一般的に，何を学習するにしても個人レッスンの方が集団レッスンよりも効果的であると信じられていますが，日本人医師に英語でのプレゼンテーションを教えるという立場からは，必ずしもそうとは限りません．個人授業にも長所はありますが，複数の面前で症例報告を練習するには適しません．もちろん，数学や楽器，ダンスの授業では個人レッスンの方が良いのでしょうが，スピーチの練習にはグループレッスンが欠かせません．

5 ときにはふざけたり，大げさに

　発音の難しい単語の学習には，ときにはふざけたり，大げさになることも必要です．教わる側も教える側も楽しみながら発音を覚えられるといういくつかの例を紹介しましょう．

1. BOWEL（腸管）

　"BOWEL（腸管）"を"BOWL（ボール）"のように間違った発音をして

いるのをよく耳にします．日本では犬が鳴くのを「ワンワン」と表現しますが，アメリカでは"bowwow（バウワウ）"と言います．この"bowwow"が"BOWEL"の正しい発音にかなり近いので，皆で犬の鳴き声をまねしてみることで，"BOWEL"という単語の正しい発音の練習に役立ちます．

2. URINE（尿）

"URINE（尿）"という単語の正しい発音は「ユーリン」であって，「ユリーン」ではないのですが，間違った発音をする人が多くいます．"URINE"の"I"は長母音ではなく，短母音なので，これをうまく発音するのに，"You're in"（発音は"URINE"にかなり近い）というフレーズを何度も練習させると効果があります．

3. DIARRHEA（下痢）

"DIARRHEA（下痢）"の発音には，語尾の"A"を強調するように教えるのがコツです．日本人の多くは「ダイアリーア」（リにアクセントがある）と言うべきところを，最後の「ア」が弱すぎて，どうしても「ダイアリー」と聞こえてしまうのです．語尾の"A（ア）"を強調させれば発音はすぐに改善します．

6 冠詞

英会話での冠詞というのも，日本人の苦手とするところです．どこで定冠詞（THE）を付ければよいのか，不定冠詞（A）はどこに入るのかなど，これがわからないとき，一番いいのは，プレゼンする内容を文章に書いてみて，アメリカ人にチェックさせることです．例えば，症例報告の際に，「患者は26歳の男性…」と始めるとします．英語では"Patient is 26 year old man"ではなく，"The patient is a 26 year old man"と"Patient"の前に"The"（定冠詞）が，"26 year old man"の前には"a"（不定冠詞）が付かなくてはおかしいのがすぐにわかります．私自身も，

日本語の「てにをは」には本当に苦労させられます．どちらにしても練習あるのみ，ということでしょう．

7 生徒同士で教えあう

　教師が何から何まで生徒に指導するだけでは飽きがきます．そこで，生徒同士でうまい発音や言い回しのテクニックを教え合わせるというのが効果的だとわかりました．生徒の方も，いつも目の前に立っている教師よりも，隣に座っている生徒の教えの方にむしろ興味がわく訳です．自分が直接指導した方がよっぽど楽という場合もありますが，生徒同士で教えあうという方法は手間隙はかかりますが，それだけの価値はあります．

8 ジェスチャーはほどほどに

　理由は定かではありませんが，英語のプレゼンには大げさなジェスチャーが欠かせないと勘違いしている生徒がいます．特に，顔の表情です．不自然なウィンクをしたり，鼻にしわを寄せたり，唇を変に動かしてみたり，そういえば，生徒の1人が，あまりに不自然で大げさなジェスチャーをしていたので，毎週毎週それを直すように指導したのを思い出します．ちょっとした表情の演出でも，プレゼンテーションが驚くほどプロっぽくなるのを覚えていてほしいと思いますが，ジェスチャーはほどほどに．

9 他人とではなく，自己との戦い

　医学部には競争が絶えません．アメリカでも医師としてのキャリアを積もうと思ったら，さまざまな試験に合格して他人よりもいい点を取らないといけないのです．まず，MCAT（Medical College Admission Test）という全国共通の医学部入学試験があります．医学部に入学後は，医師国

家試験が1次，2次と続きます．医学部卒業後，数年の研修を終えると今度は3次の国家試験（州の医師免許取得試験）が待っています．

けれども，試験に合格したり，いい得点をとるためには，他人と競争するという意識は捨てた方がよいと思います．他人と助け合ってより高いゴールをめざす方がいいのです．グループレッスンは，自分を高めると同時に，他人とアイデアを共有することを学ぶ最適な学習の場なのです．

10 間違いを恐れない

私が教えてきた生徒たちは皆，私の授業では間違いを恐れないことを学んだはずです．私たちは皆，お互いから多くを学びます．ある生徒が間違いを犯せば，その場にいる他の生徒が同じ間違いをくり返さないで済みます．もし，素晴らしいプレゼンをする生徒がいれば，そのテクニックをみんなが学ぶことができます．

11 その他

1. 教室のドアは開けたまま

授業中でも教室のドアは閉めません．症例プレゼンテーションが行われる臨床の現場は静かな教室ではないのです．外の雑音が気になるかもしれませんが，それに早くから慣れる必要があります．

2. プレゼン中は立つ

プレゼン中は起立します．実際のプレゼンテーションは患者さんの目の前や病院の廊下で行われます．椅子に座りながらの方が，プレゼンは楽ですが，立ったままのプレゼンが基本なので，それを練習するほかありません．

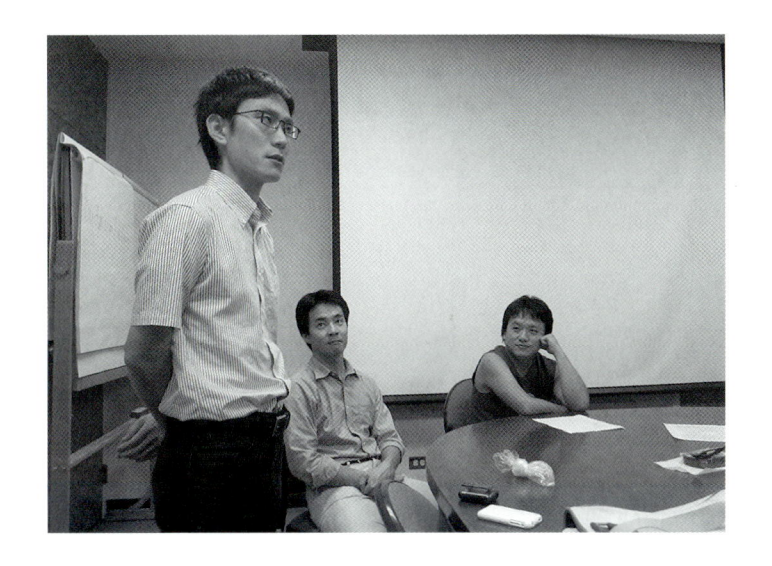

3. 礼儀を忘れず

親しき仲にも礼儀ありです（言うまでもありませんが）．

4. プレゼンの形式にこだわりすぎない

自分はあくまで，プレゼンテーションの基本を教えているに過ぎないことを強調しています．いざ，実際に症例報告をするときに，リトル先生にこうしろと教わったからと決まった型にはまるのは好ましくありません．臨床の現場にはその場面に応じてプレゼンテーションを評価する上司がいるもので，ときにはそれが医学部長であったり，上級研修医であったり，患者さんの主治医であったりします．柔軟な対応が必要です．郷に入っては郷に従えなのです．

以上，日本人医師に英語でのプレゼンテーションを上手に教えるコツを紹介しましたが，うまく適用すれば，1〜2時間程度の授業が退屈どころか，楽しく効果的なレッスンになるはずです．上達した生徒が英語でジョークを言えるようになればこっちのものです．

Column

アメリカ臨床留学を成功させた日本人医師が教える秘訣 その7
外科医の目から見た
プレゼンのコツ

　症例プレゼンテーションは医師にとって重要な技術であるにもかかわらず，そのための教育が医学部時代，十分ではなかった記憶があります．個人的には，現在のプレゼンのスタイルは日本の研修医1年目に，大学病院で上級医から受けた指導がその基礎を築いたと言えるでしょう．プレゼンの基本に，英語も日本語も大差ありません．外科医を18年間やってきた私の思うプレゼンのコツを紹介いたします．

相手が知りたいことを早めに提示する

　学生や研修医の症例報告を耳にする機会は多いのですが，外科医だからでしょうか，手術に直接関係のない情報が延々と続くと，その先を聞くのが嫌になってしまいます．例えば，朝の合同回診時，当直医が新患を皆の前で報告するとしましょう．患者さんが腸閉塞で来院し，夜間に緊急開腹・腸切除が施行されたとしたら，ずばりこう始めたらどうでしょう．

　"This patient is a 63-year-old man who presented with bowel obstruction last night. We operated and resected the bowel…"

　外科医として最も重要な情報がまず提示されました．その後の会話がはずむのが目に浮かぶようです．聞いている方としては，既往手術があったのか，画像所見はどうか，緊急手術に踏み切った決め手は何だったのかなど，興味をそそられますね．

　ところが，外科の回診にもかかわらず，よくあるタイプの報告のしかたが，全く逆なのです．患者さんの高血圧や糖尿病の既往，持参薬の種類，アレルギーの羅列から話が始まると，肝心の情報が後回しになって，外科医だったら

聞いてる方はいらいらしてしまいます．もちろん，内科の症例検討会で，難しい症例の診断を徐々に絞っていくという場面では，最終回答を提示することはできません．時と場合によりますが，あなたのプレゼンを聞いている人が知りたいことは何なのか，いつも意識すれば，スタイルがすっきりするでしょう．

質問を予想して準備する

外科研修には合併症例の報告会（Morbidity and Mortality Conference）が付き物で，術後に合併症を併発した症例を全体の前で報告，分析，反省しなければなりません．指導医の立場から研修医を観察すると，症例発表のしかた，その後の質疑応答でその研修医の習得レベルがほとんどわかってしまいます．

ちょっと専門的になりますが，一例を紹介しましょう．Ｓ状結腸癌で半年前に大腸切除した患者さんが肝臓の右側に３箇所転移が見つかりました．肝右葉切除を施行後，ドレーンに胆汁リークが続きましたが，数週間で軽快します．

この症例を研修医が合併症として報告すると，肝切除後の胆汁漏が合併症名ですから，当然それについて事前に教科書なり，論文をチェックして胆汁がどういう場合に漏れるのか，どうやったらそれを防げるのかなど答弁できるよう準備するでしょう．

ところが，指導医の質問はこうです．「原発巣のステージは？」「ＣＥＡの値は？」そう，この症例，見かけは胆汁漏なのですが，大腸癌や肝転移を扱う外科医の目からすると，原発巣切除後半年しか経っていないのに，３個の肝転移を併発している患者さんに対して，メジャーな肝切除をするべきかどうかが，この症例の隠されたより重要なテーマなのです．でも，そこまで勉強していない研修医はそういう質問に準備ができていませんから，予想外の質問に返答できなくなるのですね．プレゼンを格好よく決めるのは，英語の発音ではありません．最善の準備と実践知識です．

自分の頭で十分消化した内容しか話さないこと

聞いている方が興味のある内容を聞き手のレベルで発表するのが，評価して

もらえるプレゼンの基本だと思います．どんなに格好いい文章を用意して棒読みしても，そんなものは聞く人のこころに響きません．聞く方は話す方の内容を予め知りませんから，話し手が話す自然なスピード以上のプレゼンにはついていけないわけです．ですから準備は周到にするべきですが，私はどちらかというと，原稿を作るのには反対です．自分が前もって用意した内容をもとにして，あくまでプレゼンしている現場で自分の脳ミソが回転する速さでもって，話し言葉を構築することをお勧めします．

　これをお読みになっていらっしゃる方の中に，現職のアメリカ大統領の一般教書演説をご覧になった方はいらっしゃいますか．1時間近いスピーチでしたが，原稿を読み上げるという演説ではありませんでした．彼の頭脳がリアルタイムで内容を処理する速さで聞き手の目をみながら話すので，説得力がありました．われわれ医師の場合，説得力のある症例紹介をするために役立つのは，たくさんの情報を記載したノートではなく，自分の目と肌で直接その患者さんと対峙したときの記憶なのです．プレゼンの最中，あなたの目は聞き手を見ていても，あなたの脳にはその患者さんの診察の様子や手術所見がありありと浮かんでいるのです．研鑽を重ねることで，そういうプレゼンのできる医師になれたら素晴らしいですね．

＜荻原　慎＞

Column

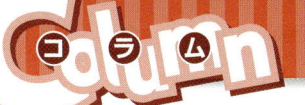

アメリカ臨床留学を成功させた日本人医師が教える秘訣 その8

書く，間をとって調べる

渡米前：音読する

　私は医師3年目に，臨床留学することを決意しました．私の英語力は，かろうじて医学書を読めるかどうかの程度しかありませんでした．しかし，アメリカ医師免許試験（USMLE）は，つまるところは，医学生のためのテストなので，少し知識を身につければパスできるはずと，思い込みで勉強を開始しました．1年以内に3つのステップをクリアしないと翌年のマッチングに間に合わないので，勉強に手をつける前からUSMLEステップ1の受験日を早々に設定したりと，計画はあってないようなものでした．テスト勉強と仕事の両立は大変だった反面，意外に臨床で即使えるような知識が増えて，満足していたのを覚えています．

　そんな状況で，英語自体の勉強に費やす時間は限られていたので，重要なのは発音と単語力だと自己判断し，以下の2点に焦点を絞りました．①発音の本を一冊，端から端までくり返し読む（Ann Cook：American Accent Training. Barron's, 2000）．②英字新聞の少なくとも一面を毎日音読する．教材は何であれ，ある程度現地の事情を知らないと，日常会話（特にジョーク）が理解できないので，留学先に合わせて，政治や文化にできるだけ慣れ親しんでおく必要があると思います．

渡米後：書く

　執筆現在，渡米して6年間が経とうとしています．振り返ってみれば，発音と単語力に重点をおく自己流の勉強法は，バランスを欠いていて，今同じような勉強法をとるかと問われれば，Noと言わざるをえません．なぜならば，書

くことに全く力を入れていなかったからです．アメリカの臨床業務で重要な事項の1つに，カルテ記載があります．渡米した当初，ネイティブとの圧倒的な差を感じたのは，カルテ記載のスピードでした．結局，どういう状況でどう表現するのが普通なのか，知らなかったのです．電子カルテにタイプする形態のクリニックでは，毎回，一人遅くまで居残ることが常でした．英語力を伸ばす方法がわからず，そのハンディキャップを少しでも埋めようと，ブラインドタッチ習得に精を出す有様．この訓練はタイピング時間の短縮という点で大きな効果があったものの，英語自体の上達には結び付きませんでした．

　最終的には，毎日少しずつ表現のストックを貯めていき，頻繁に使われる表現をある程度書くことができるようになってきて初めて，ディクテーションや臨床現場でのプレゼンテーションがずいぶん楽になりました．そしていつからか，「この表現が当てはまるけど，本当にこれでいいのか？」と思ったときには，すぐにGoogleでチェックするようになりました．1,000件などヒット数が少ないときは，おそらくその表現は間違っているので，別のフレーズを探します．一度でも，その表現を実際に使って書くと，自分の頭のなかに定着します．

間をとって調べる

　例えば，ネットを見ていて，知らない単語がでてきたとき，その場で辞書を使ってさっと調べて，ああそうかと納得したものの，その後，短時間で忘れてしまうことがないですか？その場で即調べないで，キッチンに行って水を飲んだり，トイレにでも行ってきてから，その単語を調べることをお勧めします．30秒でもよいので，少し間をおいてから調べることで，記憶の定着はぐんとよくなります．単語の意味を調べるまでのたとえ数十秒でも，その単語のスペリング，もしくは発音を忘れないように頭の中に維持するのは，意外に負担となり，それが記憶の定着に結びつくように思います．

できないものはできない － So be it.

　われわれは，特定の嗅覚受容体を介して，それぞれ特異な匂いを感知してい

ます．多様な匂いを嗅ぎとれるよう，人間には，350個もの嗅覚受容体の遺伝子が存在しています．イヌやネズミにいたっては，1,000個以上もの遺伝子が存在します．嗅細胞は数カ月単位で新しい細胞に変わっていきますが，各嗅細胞上の受容体から脳の特定の部位への刺激は，1対1の関係をもって維持されます．

　一方で，他の感覚器官においては，例えば視覚や音感など，子どものある時期までに刺激して，脳の特定の部位への1対1の関係を築かなければ，後から得られないものもあります．私自身を含め，日本人の多くが，成人になってから英語を学ぶと，LとRで苦労します．ドレ（Re）ミファソラ（La）シドやイングリッ（L）シュの発音ぐらい，自分が子どもの頃に，誰かきちんと指摘してくれてもよかったのではと，嘆かわしくなりますが，取り戻せないことの1つです．常に発音に意識的であることと，educated guessで，ある程度問題は軽減されますが，私はやはり，聞いたことのない長い固有名詞などにLとRがいくつも入っていると，わからなくなります．できないものはできないのです．So be it.

<波戸　岳>

Column

アメリカ臨床留学を成功させた日本人医師が教える秘訣　その9
自信をもち，
プレゼンの流儀を身につける

はじめに

　私は，おそらくアメリカ臨床留学当初は，とてもできの悪い日本人医師であったと思います．何とかハワイ大学での内科研修，ピッツバーグ大学での集中治療フェローシップ，UCLA関連病院での感染症フェローシップを終え，聖マリアンナ医科大学救急医学を経て，東京ベイ浦安市川医療センターで，アメリカ式の医療機能評価機構であるACGME（Accreditation Council for Graduate Medical Education）の認証をめざして新たな教育病院を立ち上げております．日本全国からアメリカ臨床留学を志す若人や教育の重要性がわかる指導医が集まり始め，刺激のある日々を過ごしています．最近，大志のある専修医を見て感じることや，自分が再度やり直すことができるのであれば，どのような戦略を立てて臨床留学をめざすかについて簡潔にまとめてみます．

事前の準備

　会話は，心と心のキャッチボールであり，意思の疎通が取れることが非常に重要です．「沈黙は金」であるという格言は，日本では通用しますが，アメリカでは一般的に通用しません．アメリカでもある程度の信用を勝ち取ることができれば，発言しなくても，謙遜している日本人というように一目をおかれることがありますが，これはアメリカ留学を志す諸君には当てはまらないと思ってください．日常から理路整然とした話の展開ができるように，日本語でのプレゼンテーションから訓練をしておく必要があります．日本語でできなければ，英語でできるはずはないことは容易く理解できるはずですが，臨床留学をめざしているとつい英語にだけに目が向いてしまい，日本語でのプレゼンテー

ションに重点がおかれなくなります．インパクトのあるプレゼンテーションが言語を問わずできるように，常に心がけるようにしてください．

プレゼンテーション方法のポイント

1. 自信をもつことの重要性

アメリカは移民によって成立している国であり，訛りについてはある程度寛容です．日本人が陥りやすい誤りとして，訛りがあることを気にするあまり，声が小さくなったりして，"mumble（ぼそぼそと話す）"になってしまい，聴衆に不快感を与えてしまうことがあります．コンプレックスをもっているからこそ，堂々とした姿勢で，"articulate（はっきり発音）"することが重要になります．そして，プレゼンテーションをするときは，小刻みな動きは避け，自分は落ち着いて話しているのだということを相手にわかってもらうようにすることが重要なポイントになります．

2. アイコンタクトとプレゼンテーションの強弱

プレゼンテーションでは内容の棒読みは慎むべきです．聴衆の目を見て，アイコンタクトを取りながら，プレゼンテーションをすることで，聴衆の理解度や，どのポイントを強調または強弱をつければよいかが自ずとわかるようになります．具体的には，プレゼンテーションの骨子となる部分を箇条書きやメモ程度に書き留めておくのもいいでしょう．しかしながら，相手にインパクトを与えるには，1症例であれば，何も見ないで，アイコンタクトを取りながら，緩急をつけてプレゼンテーションができると非常に高い評価を得ることができますし，相手の理解度も必然的に高くなります．

3. スタンダードなプレゼンテーションを（決まり文句を把握し，物語を語るように）

プレゼンテーションには標準的流儀があり，カンファレンスでのフォーマルな症例プレゼンテーションでは，聴衆もその流れに沿った内容を期待していま

す．現病歴，既往歴，内服歴，アレルギー，家族歴，社会歴，Review of system（ROS），身体所見，検査結果，画像，症例のまとめ（1〜2文で簡潔に），アセスメントと治療計画といった順序になります．相手の立場に立ったプレゼンテーションとは，物語を時系列に語るようにできているプレゼンテーションを指します．

4. 肩の力を抜いて

　人間どうしても，異国語を話すと緊張してしまうのはやむを得ないことです．しかしながら，発表者が緊張してしまうと相手にもこの緊張感が伝播してしまいます．ここは，あえて自分は緊張していないんだと意識して，肩の力を抜いて自然体でプレゼンテーションをするように心がけましょう．

　上記の項目が満たされれば，あなたはもうアメリカ臨床留学に ready go です．

まとめ

　リトル先生との出会いで，日本の教育で重要視されていないプレゼンテーションスキル，Interpersonal skill（対人技能：他人の話に傾聴する，声の抑揚，委任，リーダーシップなどの項目を含む）を学ぶことができました．上記のプレゼンテーションスキルを成功させるための秘訣には，私が，渡米して間もない頃にリトル先生から指導をされた，基本的な3要素〔ロゴス（論理），エートス（Credibility，倫理），およびパトス（感情）〕が含まれています．アメリカ臨床留学をめざす諸君やこの書を手にする教育者の方々も，今後，プレゼンテーションの重要性を理解し，日々の医療に役立てていただけることを期待いたします．

<藤谷茂樹>

Column

アメリカ臨床留学を成功させた日本人医師が教える秘訣　その10
自分の力を発揮するために必要な3つの要素

　アメリカ臨床留学での成功とは何なのでしょう．おそらく目的は個人によって違うし，成功の定義も人によってさまざまであると思います．ただ共通した最低限の成功は存在します．それはやはり自分がいるプログラムで機能するということです．つまりアメリカのレジデンシーやフェローシップに行き，そこで自分の力を発揮することはゴールがたとえ別々であったとしてもおおむね共通した成功といえるでしょう．そのためには必要な要素は①医療の相違の認識，②言語の習得の努力，③自分の価値を把握することです．

日米の医療の違いを知る

　医療体系・言語が日本と違うアメリカにおいては，その違いの認識と言語をある一定以上操れることが成功の鍵となります．アメリカの医療で起きていることをよく認識しないまま始めると，当然自分のなかでの比較対照は多くの渡米をした人においては日本の医療であるため，よくも悪くもそれと比較し，アメリカの医療に過剰な賞賛や不必要な落胆を見たりすることになります．それを比較の対象でなく"違う"ものとして判断，消化できることを研修の間に身につけていくことは，異なる医療環境において健全に生きていくために最も重要な要素であると思います．これが徐々に身についてくれば，つまらない日米間の比較に苦しむことを回避することができるでしょう．ただ，おそらくその過程においては，比較をして悩むことはあると言えます．浅かれ深かれその過程を経て精神的な成熟を獲得しその相違を受容して，アメリカで力を発揮する素地が生まれてきます．

言語を習得する

　もう1つの秘訣は言語です．つまり英語での医療に慣れるというのは非常に重要な要素です．私はハワイでレジデンシー，アメリカ本土の大きな大学病院でフェローシップを修了しましたが，やはり学年が進むほど，英語の重要性を感じることが大きかったのです．アメリカ本土の大規模な大学病院では明らかにProfessional Englishに関しての厳しさを感じたし，少なからず適切に話せる（FluencyやPronunciation）ことが個々の能力を判断する基準になる可能性があることを認識すべきです．実際にフェロー中にProfessional speaking classなども存在し，それは英語が母国語でない人だけでなく，Advanced classは英語を母国語とする人にも用意されています．

　ご存知のとおり英語は決して1日で身につくものではなく，日々の些細な努力に支えられています．さらに英語が母国語でない人がいわゆるNative speakerに追いつくことは困難を伴います．もしかしたら不可能に近いのかも知れません．よってリトル先生による積み木の積み重ねのような授業は，忙しい研修生活の中で比較的簡単に手に入れることができるlearning opportunitiyなのです．ハワイ大学に在籍している日本人研修医は少なくともこのことを強く認識してほしいことを希望しますし，他のプログラムの研修医で英語に悩んでいる人がいらしたら，リトル先生のような役割の人がいるか自分のプログラムで探すことができればとてもよいのではないかと思います．

自分の価値を知る

　最後に自分の価値を把握することです．英語では劣るかも知れない能力を何で代償するのかです．上記のように英語はとても重要ですが，医師として最も重要な資質は言語ではありません．臨床医学，研究どちらにおいても，その分野における経験はとても重要です．海外に渡る日本人医師の多くは，日本で数年の研修を経て渡米することが多くあります．そのため基本的な手技が身についていたり，患者さんをすばやく診れる，教育経験があるなどアメリカの研修

の開始に合わせてReady to goの人が結構いると思われます．これはプログラム側からすればとてもAttractiveです．またあくまで個人的な印象でしかないですが，日本人はやはり勤勉です．Hardworkerであることは，日本のみならずアメリカでも評価されます．英語に多少の困難さがあるならば，それをカバーする自分の価値を示すことができればよいのです．

<本田　仁>

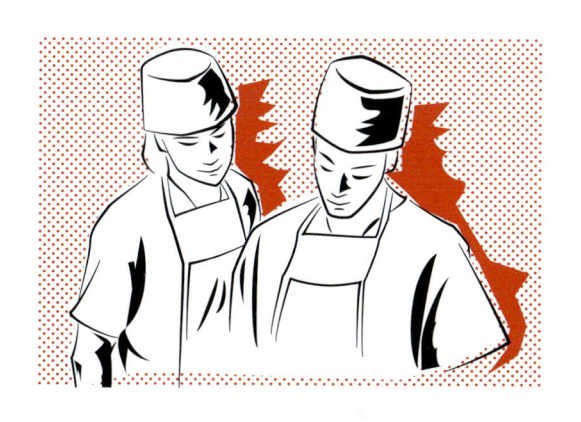

第**4**章

人のフリ見て我がフリ直す
スピーチ実例徹底解剖

第4章 人のフリ見て我がフリ直す スピーチ実例徹底解剖

スピーチを学ぶうえで，以下でとりあげる2例はとてもよい教材です．1つ目に取り扱うのは，優れた演説者による絶賛に値するもの．2つ目は雄弁者になりえますが，改善の余地のあるスピーチ．スピーチを教える立場からすると，改善の余地のあるスピーチは，優れたものよりも，よりよい教材だといえます．多くの演者は，スピーチを行うにあたって，雄弁者を見習うよりも，むしろ，ダメな演者の二の舞を演じないようにしているように思うのです．

1　ここがスゴイ！バラク・オバマの演説・レトリック

1　はじめに

　バラク・オバマ（Barack H. Obama, Jr）氏がプナホウ高校^{訳注18}に在籍していた当時，私の夫は同校にて写真を教えていました．しかしながら，4年間のオバマ氏の在学中に，彼ら2人が知り合う機会は一度もありませんでした．私と夫が，オバマ氏の存在を初めて知ったのは，カナダのバンクーバーにて休暇をとっていた2004年7月27日の真夏日に，テレビを介してでした．その日の午後，私たちは暑さを避けるために，ホテルでクーラーを効かせてくつろいでいました．テレビでは，ちょうどボストンで行われていた民主党大会のスピーチが放映されていました．基調演説を任された議員が，壇上に上がってきたところで，その若い議員の話を聴

いてみることにしました．何とそれがオバマ氏だったのです．彼のスピーチは，私が過去30年以上に渡って教えてきたスピーチのさまざまなポイントを押さえており，レトリックを教えている者として，非常に感嘆するべきものでした．

　2008年，当時上院議員であったオバマ氏は，アメリカ大統領選挙に立候補しました．ここで，彼のスピーチは，党派を超えて広く全国民の前に届けられ，評価されることとなりました．過去40年以上さかのぼっても，大統領候補者のスピーチ能力が，これほどまでアメリカ国民とメディアによって高く評価されたことはありません．オバマ氏と対抗していた候補者までも，オバマ氏のスピーチを高く評価しました．私は，レトリックの教師として，この現象をとてもうれしく思い，興味深く受けとめていました．なぜバラク・オバマ氏はそれほどまでに賞賛される演説者なのでしょうか？　この問いを，ここでは突きとめてみたいと思います．さらに具体的には，彼はどういった弁論テクニックを駆使しているのでしょうか？　オバマ氏は，第44代アメリカ合衆国大統領というだけでなく，レトリックを教える教師にとって格好の教材でもあります．

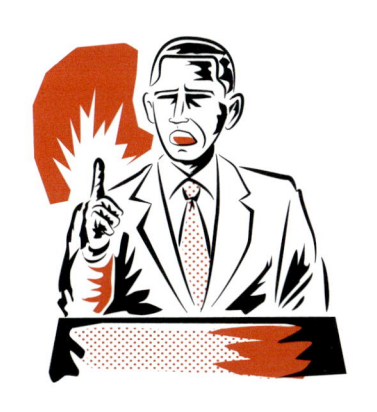

　以下，一般的批評と修辞的批評の2つのセクションに大きく分けて，オバマ氏のスピーチを検討します．具体例として，彼のスピーチから次の2つ，2004年7月27日ボストンにて開催された民主党大会の基調演説と，2008年1月3日アイオワ州民主党大会[訳注19]での勝利後の演説をとりあげます．

　　　　訳注18：ハワイ州の有名な進学校
　　　　訳注19：党内大統領統一候補を決めるための最初の予備選挙

2　一般的な観点から批評すると…

　一般市民が演説者を批評するとき，みな類似した観点からスピーチを評価する傾向にあります．第1章でも述べた通り，アイオワ大学のサミュエル・ベッカー教授は，よいスピーチに必要とされる要素というのは①話の内容・構成，②話の伝えかた，③使用する言葉の3つのカテゴリーに集約されると結論づけています．

　オバマ氏のレトリックを吟味する前にまず，彼のスピーキングの有効性をベッカー教授の3つのカテゴリーに従って検討します．

1. 話の内容と構成（content/analysis）

　2004年と2008年におけるスピーチは，オバマ氏の所属する民主党のプロモーションと，彼が大統領という職に就くだけの資格があることを訴える内容が中心となっています．彼のこの2つのスピーチは拍手喝采とともに受け入れられており，内容（content）が申し分ないものであることは，明らかです．大統領選挙の投票日が近づくにつれ，聴衆の要求の変化とともに，彼のスピーチの内容がどのように変化していくか興味深いところです．

　構成（analysis）の観点からは，彼は注目を引く，的確なイントロダクションから入り，明確な論題，議論のポイントを述べていき，その議論の流れはスムーズです．そして最後は，誠実な，確固たる締めくくりの言葉で終えます．

　彼の2つのスピーチの冒頭の文章は以下のとおりです．

> Keynote -- "On behalf of the great state of Illinois, crossroads of the nation, land of Lincoln, let me express my deep gratitude for the privilege of addressing this convention. Tonight is a particular honor for me because, let's face it; my presence on this stage is pretty unlikely."

> 基調演説:「国の交通路の中心地であり, リンカーンのゆかりの地でもある, この偉大な州, イリノイを代表して, 基調演説という栄誉を私に与えていただき, 大変感謝しています. 今晩は特別に名誉なことです. なぜならば, 正直, 私のような者がこの壇上で話をするというのは, 非常にありえないことだからです」

> Iowa -- "You know, they said this day would never come. They say our sights were set too high. They said this country was too divided, too disillusioned to ever come together around a common purpose."

> アイオワ演説:「この日は決してやって来ないと言われてきました. われわれの目標は高すぎて届かないと言われてきました. この国はあまりにも分裂しており, 国民が1つの目的に向かって団結するなどありえないと言われてきました」

注目を引くイントロダクションから始まり, オバマ氏は次のように2つのスピーチを締めくくっています.

> Keynote -- "Tonight, if you feel the same energy I do, the same urgency I do, the same passion I do, the same hopefulness I do -- if we do what we must do, and I have no doubt that all across the country, from Florida to Oregon, from Washington to Maine, the people rise up in November, and John Kerry will be sworn in as president, and John Edwards will be sworn in as vice president, and this country will reclaim its promise, and out of this long political darkness a brighter day will come."

> 基調演説：「今夜，みなさんが私と同じエネルギーを感じていただけるならば，同じ危機感をもち，同じ情熱をもち，同じ希望をもつことができるならば，そしてわれわれがなすべきことをなすならば，間違いなく全米各地で，フロリダからオレゴン，ワシントンからメイン州まで，人々は立ち上がり，11月にはジョン・ケリーが大統領として宣誓し，ジョン・エドワーズが副大統領として宣誓することになるでしょう．そして，この国はまた希望を取り戻し，この長期にわたる政治的暗闇から抜け出て，明るい日がやってくることでしょう」

まるでキング牧師を彷彿とさせる演説です．

> Iowa -- "The same message we had when we were up and when we were down; the one that can save this country, brick by brick and block by block, calloused hand by calloused hand -- Together ordinary people can do extraordinary things. Because we are not a collection of red states and blue states, we are the United States of America. And in this moment, in this election, we are ready to believe again."

> アイオワ演説：「われわれが上り調子のときも下り調子のときも抱き続けてきたメッセージと同様です．ブロックやレンガを1つ1つ，硬くなった手で積み上げていくように，国を救っていくというメッセージです．国民が一丸になれば，並外れたことも成し遂げることができます．われわれは単なる赤い州（共和党）と青い州（民主党）の寄せ集めではなく，アメリカ合衆国という1つの国なのです．そして今，この選挙にて，われわれは再びそれを信じられるところまできています」

2つのスピーチとも，その終わりかたはとても力強く，印象的です．内容・構成という観点からまとめると，オバマ氏は場にふさわしいスピーチの内容を選び，その内容は，彼が明確に掲げた目標をサポートするものとなっています．力強く始まり，力強く終わります．彼はスピーチの長さに意識的で，冗長に同じことをくり返すようなことはしません．誰も冗長なスピーチは好みません．

次の話題に移る前に，スピーチの盗用について触れておきます．

民主党統一候補に向けてオバマ氏と競っていたヒラリー・クリントン(Hillary R. Clinton)議員が，何が盗用であり，何が盗用でないかを考えるのによい題材になります[訳注20]．クリントン氏はオバマ氏との討論のなかで，「盗用とは誰かのスピーチを何ページもそのままコピーして，あたかも自分のものかのようにしてスピーチに使うものである」と述べています．その通りです．しかしながら，盗用としてオバマ氏が非難を受けた内容というのは，ページ単位でなく，数段落というレベルで，しかも一字一句同じ単語を使ったわけではありませんでした．オバマ氏のスピーチと，盗用元となったデュバル・パトリック(Devel Patrick)議員のスピーチの内容を比べると，オバマ氏がパトリック氏から一部フォーマットを借りたことは明白です．ちなみに，オバマ氏とパトリック氏は友人であり，パトリック氏がオバマ氏に，自由に彼のスピーチの内容は使っていいと言っていました．

> 訳注20：2008年当時，クリントン陣営がオバマ氏のスピーチの一部は盗用だとして，オバマ陣営を非難していた．

パトリック上院議員による2006年マサチューセッツ州知事選挙戦での演説：

> "We hold these truths to be self-evident, that all men are created equal' -- just words? Just words? 'We have nothing to fear but fear itself' -- just words? 'Ask not what your country can do for you; ask what you can do for your country'. Just words? 'I have a dream'-- just words?"
>
> 「『以下の事実は自明のこととみなす．すべての人は平等に造られている』これは単なる言葉にすぎないでしょうか？『恐れ以外に恐れるものは何もない』これは単なる言葉にすぎないでしょうか？『国があなたに何をしてくれるのかを問うのではなく，あなたが国のために何ができるのかを考えてほしい』これは単なる言葉にすぎないでしょうか？『私には夢がある』これは単なる言葉にすぎないでしょうか？[訳注21]」

訳注21：「以下の事実は自明のこととみなす．すべての人は平等に造られている」アメリカ合衆国独立宣言の冒頭の文．「恐れ以外に恐れるものは何もない」フランクリン・ルーズベルト大統領の言葉．「国があなたに何をしてくれるのかを問うのではなく，あなたが国の為に何ができるのかを考えてほしい」ジョン・F・ケネディ大統領の言葉．「私には夢がある」キング牧師の言葉．

オバマ上院議員による2008年民主党大統領予備選挙戦での演説：

> "Don't tell me words don't matter. 'I have a dream' -- just words? 'We hold these truths to be self-evident, that all men are created equal' -- just words? 'We have nothing to fear but fear itself '-- just words? Just speeches?"
>
> 「言葉なんて関係ないなんて言わないでください．『私には夢がある』これは単なる言葉にすぎないでしょうか？『以下の事実は自明のこととみなす．すべての人は平等に造られている』これは単なる言葉にすぎないでしょうか？『恐れ以外に恐れるものは何もない』これは単なる言葉にすぎないでしょうか？これは単なるスピーチにすぎないでしょうか？」

オバマ氏は，アドバイザーでもある友人からスピーチのフォーマットを拝借していました．このフォーマットは，パトリック氏がスピーチを行った当時も，レトリックばかりで内容がないと非難の対象でした．両氏いずれのケースにしても，スピーチで使われた元々の引用句に関しては，盗用したものとはみなされていないのは興味深い点です．これは，単純に，使用された引用句は，大多数のアメリカ人にあまりにも広く知れ渡っているためです．

ところで，ジョン・F・ケネディ大統領の大変有名な句，「国があなたに何をしてくれるのかを問うのではなく，あなたが国のために何ができるのかを考えてほしい」はケネディ自身も述べたように，Choateの校長が引用元と一般に知られていますが[訳注22]，実はそうではありません．この句の出典をさかのぼると，古代ローマの雄弁家キケロに辿りつき，さらに，キケロがそれを誰から拝借したかは不明です．この論争はスピーチのフォー

マットを友人から借りた例とはなりますが，盗用だと論争するには適さない事柄でしょう．

> 訳注22：Choate（チョート）はケネディ氏が在籍していた有名な高校．ケネディ氏が1961年の大統領就任式で「国があなたに…」と演説し，この句が有名になったが，この句はチョートの校長からの盗用だと，その当時非難された．

2. 話の伝えかた（Delivery）

　個人的観測からですが，政治家が話す内容と話しぶりの両方に長けている，というのは稀だと思います．その点，オバマ氏は例外的です．ここでとりあげている彼の2つのスピーチをみても，オバマ氏のスピーチの伝えかたはとても素晴らしいのです．以下，彼の伝えかたについて検証してみます．

①体の使いかた（Body）

　スピーチの伝えかたで，本質となるのは「体」と「声」の使いかたにあります．オバマ氏は，冷静に落ち着いてスピーチを伝えることができます．彼は自信をもって，快適にステージで立ち振舞います．彼のジェスチャーは自然体で，聞き手の気を散らすようなことはまずありません．彼は，自分の感情を顔に露にしないで，相手の話を聞いたり，スピーチ中に間をとることができるという，稀有な能力をもっています．オバマ氏は，他の選挙候補者にみられるような不自然な表情を呈することもなく，前大統領（ジョージ・W・ブッシュ）にみられる不快な眉ひそめやチックもありません．オバマ氏は，また，聴衆としっかりと目線を合わせて話し，選挙の対戦相手とも適切に目線を合わせます．オバマ氏がメモを見て話すということはまずありませんが，メモを見る際には，さりげなく目立たないようにしています．

②声の使いかた（Voice）

　彼の声は，体と同様，よくコントロールされています．彼は話すペース

と声量を聴衆の規模に合わせて変えているので，理解しやすいのです．彼の声は耳に快く入ってきます．声の高低と声量を変えることで，話す内容を効果的に伝えているばかりでなく，聴衆の関心を維持しています．単調な印象を与えません．

　また，彼は上手に間をとることをマスターしています．ポーズは数秒でしかありませんが，これが聴衆に話を理解する時間を与えています．オバマ氏は，この重要なテクニックを上手に用いているのです．

3. 使用する言葉（language）

　前述のとおり，アイオワ大学ベッカー教授は，言葉の使いかたは，たった10％しかスピーキング全体の印象に寄与しないと結論づけています．しかしながら，ここで避けうる過ちを犯してしまうと，スピーチは台無しになってしまいます．オバマ氏を例にとると，彼がとても頭がよいのは間違いありません．そして，彼のメッセージは社会のすべての階層に届きます．前世紀をみてみると，そんなことはありませんでした．イリノイ州知事であったアドレー・スティーブンソン（Adlai E. Stevenson）氏はドワイト・アイゼンハワー（Dwight D. Eisenhower）氏に，1952年と1956年に2度，大統領選挙戦で敗れています．スティーブンソン氏の敗北の原因は，彼は頭がよすぎて，一般のアメリカ市民には，彼が何を言っているのか理解できなかったからだ，と言われています．スティーブンソン氏は"知識人"として否定的な烙印を押されていたのです．一方のオバマ氏は，対象となる聴衆に合わせてスピーチの言葉の使いかたを変えることで，このような過ちを避けているように思います．もしかしたら，オバマ氏のスピーチが広い階層に理解されているのは，過去60年間で，平均的市民の教育レベルが上がったからかもしれませんが（そうであってほしい）．

　私の経験から，最も致命的な言葉の使いかたに，何でも一般化して言ってしまうことがあげられます．つまり，"almost always（ほぼすべて）"，"seldom, rarely（めったに）"などの表現がふさわしいところで，"all（す

べて)", "always (常に)", "never, entirely (決して〜でない)" などの言い切りの表現を使ってしまうことです．オバマ氏の妻のコメントが，ここではわかりやすい例としてあげられます．

> "for the first time in my adult lifetime, I am really proud of my country."
>
> 「人生で初めて，本当に自分の国を誇りに思う」

と述べ，多くのアメリカ人に大きな不快感を与えました[訳注23]．これは，彼女がうまく修飾語を用いていれば問題なかったでしょう．バラク・オバマ氏は，ここは

> "This is the first time that I have been proud of politics of America."
>
> 「人生で初めて，アメリカの政治を誇りに思う」

と表現するべきところだったと指摘しています．聴衆が賛同できないたった1つの言い切りの表現が，丹念に準備され，素晴らしい形で届けられたスピーチを，台無しにしてしまうことがあります．

訳注23：バラク・オバマ氏の妻，ミシェル・オバマ (Michelle L. Obama) 氏が，夫がウィスコンシン州民主党予備選にて勝利した際の発言で，今まで自国を誇りに思ってこなかったのかと，当時非難の対象となった．

次のセクションではオバマ氏のレトリックに焦点をあて，彼の言葉使いについてさらに掘り下げます．

3 修辞的な観点から批評すると…

最初に，2004年基調演説と2008年アイオワ予備選での勝利スピーチを用い，オバマ氏がアリストテレスの3つの説得手段（エートス，パトス，ロゴス）をどの程度スピーチに取り入れているかを検証してみます．次

に，彼がどのように黒人牧師的スタイルや古典的修辞学的手法（くり返し，隠喩，対句法，三対句）を使用しているかを検証します．

1. アリストテレスの3つの説得手段

まず，第2章で述べたアリストテレスの3つの説得手段について，ここであらためて簡単におさらいします．アリストテレスはレトリック（演説）を「聴衆を魅了，説得する弁論術」と定義しています．彼は，スピーチにおいて，演者は以下の3つの説得手段を使用できると述べています．①エートス（ethos：話し手の人柄，信用性による説得），②パトス（pathos：聞き手の感情に訴えかけることによる説得），③ロゴス（logos：理屈による説得）．優れた演者は，スピーチの状況次第で，これら3つの説得手段をどのように組み合わせると最も効果的か吟味するでしょう．

パトス（感情）とロゴス（理屈）のどちらに重点をおくかは，主に聴衆の教育レベルによって決まってきます．教育レベルの高い聴衆グループに対しては，事実や統計的データ，引用元，よく考え抜かれた議論などの，ロゴス（理屈）を主体としたスピーチを行うのが理にかなっています．ただし教育レベルの高低にかかわらず，パトスとロゴス両方を駆使するべきではあります．多くの政治家は，パトスとロゴスのバランスを，経験から体得していき，一般有権者に対しては感情に訴えかけ，政治家同僚を説得するためには，もっと理屈に訴えかけるスピーチをするものです．

しかしここで，最も真実や証拠に基づいたスピーチをできる人が最も説得力があるように思われるかもしれませんが，実際には，最も信用できる人物（信用できるようにみえる人物），エートスが最も説得力があるのです．これは，アリストテレスから現代の無数の学者までが，皆同様の結論に至っています．オバマ氏は，アリストテレスの生徒であろうとなかろうと，明らかに，聴衆を意識しながらスピーチを準備しています．

①エートス（ethos：話し手の人柄，信用性による説得）

2004年ボストン基調演説において，まだ無名であったオバマ氏が，エー

トスを多用していたのは明らかです．彼は演説のなかで，ケリー議員の信用性を効果的に確立するために，まず最初の4分の1を，自分の信用性を得ることに時間を費やしました．

> "Tonight is a particular honor for me because, let's face it, my presence on this stage is pretty unlikely."
>
> 「今晩は特別に名誉なことです．なぜならば，正直，私のような者がこの場で話しているというのは，非常にありえないことだからです」

と彼は冒頭から2番目の文で述べ，その3つ先のパラグラフにて，以下のようにエートスを築いています．

> "I stand here knowing that my story is part of the larger American story, that I owe a debt to all of those who came before me in that, in no other country on earth, is my story even possible."
>
> 「私自身のストーリーは，偉大なアメリカの物語の一部でしかないことを自覚して，この壇上に立っています．私は，先人たちすべてに恩義を感じています．私の辿ってきたストーリーは，アメリカ以外の国では決してありえません」

オバマ氏はこのスピーチで終始"we（われわれ）"という単語を用い，また，アメリカ人に共通する夢，価値観，ゴールに触れることで，聴衆からのエートス（信用性）を確立していきました．

アイオワでの熱狂的な支持者に向けたスピーチでは，彼がエートスを確立する必要性は激減し，それは，彼のプレゼンテーションに反映されています．最後の締めくくりで，希望について述べるところで，初めて彼の家族背景について触れたのみです．

第4章

> "Hope — Hope is what led me here today. With a father from Kenya, a mother from Kansas to a story that could only happen in United States of America."
>
> 「希望 － 希望が私をここまで導いてくれました．ケニヤ出身の父親とカンザス州出身の母をもってして，これは，アメリカ合衆国でしか起こりえないストーリーです」

　彼は他のスピーチと同様に，一人称単数ではなく，"we, our（われわれ）"（一人称複数）を使い，聴衆との共通性を効果的に強調しています．間違いなく，オバマ氏は，聴衆を意識して，信用性（エートス）にどの程度触れるべきか配慮しているのです．

②パトス（pathos：聞き手の感情に訴えかけることによる説得）

　オバマ氏の2つのスピーチは，どちらもパトスに満ちていて，感情に訴えかけるものがあります．

　民主党員で満席の基調演説では，彼は2つの目的をもっていたように思います．①アメリカの素晴らしさと，国民が一丸となり進むべき方向性を再確認すること．②ジョン・ケリー氏こそが，国をよりよい方向に導ける候補者であることを全国民に説得すること．これら2つの目的を達成するために，オバマ氏は，愛国心と宗教心を強調しました．愛国心に関する事柄は，彼が自分のエートスを確立した文章の直後に登場します．ここで彼は，独立宣言からの文面を引用しています．

> "that all men are created equal. That they are endowed by their Creator with certain inalienable rights. Those among these are life liberty and the pursuit of happiness."
>
> 「すべての人は平等です．創造主によって，誰も奪うことのできない権利を与えられています．これは，自由と幸福を追求する権利を含むのです」

　愛国心と宗教心は一連のテーマとして，彼のスピーチで何度もとりあげ

られています．神への忠誠はスピーチのあちこちにみてとられ，スピーチ終盤のパラグラフでは，それが特に明確に表れています．

> "In the end, that is God's greatest gift to us, the bedrock of this nation; a belief in things not seen; the belief that there are better days ahead."
>
> 「つまるところ，これこそが神からの最大の贈り物であり，国の基盤なのです．目に見えないものに対する信念，未来はもっと明るいという信念」

　オバマ氏のスピーチは，人々の逸話で満ちています．彼個人のストーリーだけでなく，彼の両親やイリノイ州ゲイルズバーグの労働者，イーストセントルイスの女性，ジョン・ケリー，イリノイ州イーストモリンで出会った Shamus という男性など多くの人々が登場します．これら個々のストーリーを展開することこそが，オバマ氏のスピーチの力強いパトスの源となっているのです．

　アイオワでの勝利演説は，ボストン基調演説よりはるかに短時間で準備され，おそらくより多くのスピーチライターの補助の下に準備されました．このスピーチは，基調演説と同様，愛国心と宗教心に裏打ちされたものです．個々人の逸話は出てきません．スピーチの論点は，目の前にある諸問題におかれています．オバマ氏が大統領として何をしようとしているのか，国民みんながどのように参加してどう恩恵を受けるのか，について強調する必要がありました．それゆえ，このスピーチでは"I（私）"と"we（われわれ）"がバランスよく使われています．アイオワ演説の結語は，"we（われわれ）"という言葉とパトスの使いかたのよい一例です．

> "The same message, we had when we were up and when we were down, the one that can save this country, brick by brick, block by block and calloused hand by calloused hand -- that together, ordinary people can do extraordinary things. Because we are not a collection of red states and blue states. We are the United States of America. And in this moment, in this election, we are ready to believe again."
>
> 「われわれが調子が良いときも，悪いときも持ち続けてきたメッセージと同様，ブロックやレンガを1つ1つ，硬くなった手で積み上げていく，これがこの国を救います．国民が一丸となれば，並外れたことも成し遂げることができます．われわれは単なる赤い州（共和党）と青い州（民主党）の寄せ集めではなく，アメリカ合衆国という1つの国なのです．そして今，この選挙にて，われわれは再びそれを信じられるところまできています」

　2つのスピーチでのオバマ氏のパトスの使いかたをみてみると，それは賞賛に値するもので，聴衆に非常にうまく合わせたスピーチになっていると，皆が結論づけるところででしょう．

③ロゴス（logos：理屈による説得）

　前述したとおり，政治家は一般有権者に対して話をする際にはパトスに重点をおき，議会にて政治家同士で議論する際にはロゴスに重きをおきます．2つのスピーチのターゲットはともに一般有権者であり，それゆえパトス，エートスと比較して，ロゴスにあまり重点がおかれていません．オバマ氏が，有権者に向けた演説で使用するロゴスは，理性に訴えかけるもので，無味乾燥とした事実，統計的数値や，文献を引いてくるようなものではありません．彼はボストン演説で次のように述べています．

"From his heroic service in Vietnam to his years as prosecutor and lieutenant governor, through all two decades in the United States Senate, he has devoted himself to this country. Again and again, we've seen him make tough choices when easier ones were available. His values and his recent his record affirm what is best in us."

「ジョン・ケリー氏は,ベトナムでの英雄的な軍への貢献から,検察官として,副知事として,そして20年以上,上院議員として,この国に献身してきました.何度となく,彼が,易しい問題に逃げることなく,難しい問題に対して決断を下していく姿をみてきました.彼の価値観と彼の経歴をみれば,何がわれわれのなかで最善なのか断言できます」

オバマ氏は,アイオワでのスピーチでも同様に,理性に訴えかけています.

"The time has come for a president who will be honest about the choices and the challenges we face, who will listen to you and learn from you, even when we disagree won't just tell you what you want to hear, but what you need to know... I will be that president for America."

「今こそ,われわれが直面している問題と,選択肢に誠実に向き合える大統領が必要です.あなたの話に耳を傾けることができ,たとえ意見が合わないときでも,あなたから学ぼうとする大統領.あなたの知りたいことだけを(人気取りで)言うのではなく,あなたが知るべき必要のあることをきちんと言える大統領.私はそんな大統領になります」

　ボストンやアイオワでの聴衆,またテレビ中継を介した大多数の人々が,オバマ氏の理性に訴えかけてくるアプローチを,事実や統計的数値でたたみかけてくるアプローチよりも好んでいることに疑いの余地はありません.オバマ氏はロゴスのタイプを,聴衆にあわせて変えてきています.大統領本選が近づくにつれ,統計的数値や事例,裏づけとなるような引用などを多用するようになりました.

2. 古典的スタイルと黒人牧師的スタイルが好む修辞学的語法

　25年以上にも渡って，私のスピーキングの生徒たちが，古典的スタイルと黒人牧師的スタイルという，雄弁家に最もよく使われる2つのスタイルについて学んできました．古典的レトリックスタイルは，おそらくギリシャ時代に生まれました．生徒が学ぶ雄弁家を年代順にあげると，デモステネス（Demosthenes）からはじまり，キケロ，エイブラハム・リンカーン，ジョン・F・ケネディ，そしておそらくビル・クリントン（Bill Clinton）となります．黒人牧師的スタイルを学ぶにあたっては，フレデリック・ダグラス（Frederick Douglass），ソジャーナ・トゥルース（Sojourner Truth），マーチン・ルーサー・キング，ルイス・ローマックス（Louis Lomax），マルコムX（Malcolm X），そして最も近いところではT. D. ジェイクス（T.D. Jakes）があげられます[訳注24]．私の生徒が上記の演説家らを，アリストテレスの3つの説得法と修辞学的語法の観点から，批評吟味しました．

　　　　訳注24：デモステネスは紀元前アテネの政治家．フレデリック・ダグラスは19世紀に奴隷制廃止活動を行っていた黒人政治家．ソジャーナ・トゥルースは19世紀に女性と黒人の権利をめぐり活動した黒人女性．ルイス・ローマックスは黒人初のTVジャーナリスト．TDジェイクスは牧師でテキサスに巨大な教会を持ち，その説教は全米に放映されている．

　ここでまず，第2章で述べたスピーチをより効果的なものにする4つのタイプの修辞学的語法，レトリックをあらためて示します．4つのタイプの簡単な定義は以下の通りです．

> ①反復（Repetition）：意図的に単語やフレーズを何度もくり返すこと．
> ②隠喩（Metaphor）：物事の説明に，類似したものを借りて表現すること．
> ③対句法（Antithesis）：相反する言葉やフレーズを用いること．
> ④三対句（Tricolon）：文章を3つの単語や形容詞などを重ねて終わらせること．

　上記4つのタイプのレトリックが1文章上で重複するのは稀なことでは

ありません．3つのタイプが含まれた文章は頻繁にみられます．

　古典的スタイルと黒人牧師スタイルをとる話者における，アリストテレスの説得方法，4つのタイプのレトリックの使いかたに関して，私と私の生徒は，年月をかけて分析し，いくつかの普遍的な結論に至りました．

　古典的スタイルをとる話者は，アリストテレスの3つの説得方法をバランスよく取り入れようとするのに対して，黒人牧師スタイルをとる話者はパトス（感情）に重点をおいた話を展開します．これはもちろん，すべての話者にあてはまるというわけではありませんが，一般的によくあてはまります．

　また，古典的スタイルをとる話者は，三対句と対句法をよく使用するのに対し，黒人牧師スタイルをとる話者は，反復と隠喩を用いる傾向にあります．

　オバマ氏のスピーチを解析してみると，彼はどちらのスタイルにもうまくあてはまりません．彼のパトスの使いかたは，2つのスピーチでの聴衆の違いを反映しているのかもしれませんし，誰か黒人の演説家の影響かもしれません．われわれは，古典的スタイルと黒人牧師スタイルでは，4つのタイプのレトリックの使用頻繁が異なると結論づけましたが，オバマ氏は，隠喩をめったに使わない代わりに，反復と三対句，対句法の3つをよく使用するという，われわれの分類づけから外れるスタイルをとっています．

　彼のレトリックの具体例をここでみてみます．

①三対句

　ボストン演説で最も使用された修辞学的手法は三対句でした．3分の2以上のパラグラフにおいて三対句がみられます．例えば以下が挙げられます．

> "I stand here knowing that my story is part of the larger American story, that I owe a debt to all of those who came before me. And that in no other country on earth is my story even possible."

> 「私は今この壇上に立っています．私のストーリーは偉大なアメリカの物語の一部でしかないことを自覚し，私は先人たちすべてに恩義を感じながら，そして，私の辿ってきたストーリーは，アメリカ以外の国では決して起こりえないことを自覚しながらです」

> "John Kerry understands the ideals of community, faith, and sacrifices because they've defined his life."

> 「ジョン・ケリーはコミュニティ，信念，犠牲を理解しています．なぜならば，それらが今の彼をつくりあげるに至ったからです」

> "If you feel the same energy I do, the same urgency I do, that same passion I do, the same hopefulness I do …"

> 「みなさんが，私と同じエネルギーを感じていただけるならば，同じ危機感をもつことができるならば，同じ情熱をもつことができるならば，同じ希望をもつことができるならば…」

　上記は三対句と反復の組み合わせからなります．
　アイオワの勝利演説においても，レトリックが巧みに使われています．ここでもボストンと同様に三対句と対句法が最も使われ，反復はときおりみられ，隠喩は稀にしか使われていません．以下，アイオワ演説からの例をみてみます．

> "It comes with little sleep, little pay, and a lot of sacrifice."

> 「それは不十分な睡眠，不十分な報酬，そしてたくさんの犠牲を伴います」

> "We beat back the policies of fear and doubts and cynicism."

> 「われわれは脅し，不信，そして皮肉に満ちた政治に打ち勝ちます」

> "The time has come for a president who will be honest about the choices and the challenges we face, who will listen to you and learn from you, even when we disagree, who won't just tell you what you want to hear, but what you need to know."
>
> 「いまこそ，選択肢と，われわれが直面している問題に対して，誠実に向き合える大統領が必要です．あなたの話に耳を傾けることができる大統領．たとえ意見が合わないときでも，あなたから学ぼうとする大統領．あなたの知りたいことだけを人気取りで言うのではなく，あなたが知るべき必要のあることをきちんと言える大統領」

上記には三対句と対句法が含まれています．

②対句法

　対句法も非常に頻繁に使用されています．私は，これほど多く対句法が使われているスピーチはみたことがありません．ボストン演説から例をあげます．

> "There are patriots, who opposed the war in Iraq and patriots who supported it."
>
> 「愛国者のなかにはイラク戦争に反対した者もいるし，賛成した者もいる」

> "Again and again, we've seen him make tough choices when easier ones were available."
>
> 「何度となく，彼が，易しい問題に逃げることなく，難しい問題に対して決断を下していく姿をみてきました」

> "More to do for the young woman in East St. Louis, and thousands more like her, who has the grades, has the drive, has the will, but doesn't have the money to go to college."

> 「私たちにはなすべきことがまだまだあります。イーストセントルイスで出会った若い女性に代表される，何千人もの人々が，優秀な成績，意志，意欲があるにもかかわらず，大学に行くための経済的余裕がありません訳注25」

上記は，対句法，三対句，反復を含んでいます．

訳注25：オバマ氏のスピーチ原文では "We have more work to do. More to do for.." をくり返し，イーストセントルイスの女性を含めて，複数の具体例を述べている．

アイオワでの演説から例をあげます．

> "We are choosing hope over fear."

> 「われわれは恐れよりも希望を選択します」

> "9/11 is not a way to scare up votes, but a challenge that should unite America and the world against the common threats of the 21st century."

> 「9/11は選挙で脅しの材料として使われるべきでなく，21世紀各国に共通する脅威として，アメリカと全世界が一団となり挑んでいくものです」

> "Hope is the bedrock of this nation. The belief that our destiny will not be written for us, but by us, I all those men and women who are not content to settle for the world as it is, who have the courage to remake the world as it should be."

> 「希望こそが，この国の基盤なのです．われわれのたどり着く先は，誰かに決めてもらうのではなく，われわれによって決めていくのだ，という信念です．現状に満足せず，よりよい世界に変えていこうとする，勇気をもったわれわれによって決めていくのです」

上記には対句法と隠喩が含まれています．

③反復

オバマ氏は，反復をよく使いますが，くどくありません．また，それぞれの反復箇所は，一段落に収まります．ボストン基調演説での最初の反復は"That we can（私たちには〜ができるということ）"でした．一段落内で，"That we can（私たちには〜ができるということ）"から4つの文を始めています．その後の段落では"John Kerry believes（ジョン・ケリー氏は信じています）"，"the hope（希望）"，を反復して用い，最後には"I believe．（わたしは信じています）"をくり返すことでスピーチを終えています．彼は反復をうまくスピーチに用いていますが，黒人牧師スタイルほど冗長だったり，頻繁には用いていません．

アイオワ演説ではボストン基調演説と同様，各反復は一段落内に限定して使われています．彼が文頭で反復して用いたフレーズを時系列であげます．

> "I'll be a president who"
>
> 「私はこのような大統領になる」

> "This was the moment"
>
> 「このときがきたのです」

> "When"

> 「～なとき」
>
> "Hope is what"
>
> 「希望とは」

④ 隠喩

　ボストン基調演説で，オバマ氏は，ほんの数えるほどしか隠喩を使っていません．次の一文では，複数の隠喩が使われています．

> "But they sense, deep in their bones, that with just a change in priorities, we can make sure that every child in America has a decent shot at life, and that the doors of opportunity remain open to all."
>
> 「しかし子どもたちは，われわれが優先順位を少し変えるだけで，子どもたちが皆，人生で成功する可能性の扉が開くことを骨の髄から感じています」

　締めくくりの文では，よく使われる隠喩を使用しています．

> "Out of this long political darkness a brighter day will come."
>
> 「政治の長い暗闇から脱し，明るい日がやってくるでしょう」

　くり返しますが，稀にしか隠喩を使いません，彼のスピーチスタイルは，黒人牧師スタイルとは一致しないのです．
　アイオワの演説で，隠喩は数カ所でしか使われていません．ここではそのなかからの1例をあげます．

> "The same message we had when we were up, and when we were down, and one that can save this country, brick by brick, block by block, and calloused hand by callous hand. Together, ordinary people can do extraordinary things."
>
> 「われわれが調子が良いときも,悪いときも持ち続けてきたメッセージと同様,ブロックやレンガを1つ1つ,硬くなった手で積み上げていく,これがこの国を救います.国民が一丸となれば,並外れたことも成し遂げることができます」

上記には,隠喩と対句法が含まれています

　私は,レトリックをうまく使えば,よいスピーチがさらに優れたものになると以前から主張しています.オバマ氏は,レトリックを巧みに使い,また,他の話者よりも高頻度に使用しています.彼の演説は,古典的スタイルの代表,ジョン・F・ケネディに匹敵し,また,黒人牧師スタイルの代表,マーチン・ルーサー・キングにも匹敵します.ここでは2つのスピーチのみを扱って,彼のレトリックを検証しましたが,彼の他のスピーチでも,すべてではないにせよ,これら2つと同等の高度なレトリックをみてとることができるはずです.オバマ氏はまさに,よいスピーチをさらに優れたものにしているのです.

4 まとめ

　彼が遺伝子的にも,受けてきた教育的にも,育ってきた文化的にも,黒人と白人の影響を受けてきたように,彼のレトリックの使いかたも,黒人と白人の影響を受けています.彼の使う言葉には,古典的スタイルに典型的な対句法と三対句がちりばめられています.また,彼の反復の使いかたは,黒人牧師スタイルを彷彿させます.彼のスピーチの技法と言葉の言い回しは,2つの伝統的なレトリック双方からベストな部分を引き出し,折

裏しています．彼は，スピーチを行うたびに，より包括的なレトリックスタイルを築いているのです．それはまさにアメリカンスタイルとでも言うべきものなのです．

2 反面教師!? サラ・ペイリンの演説

1 はじめに

　40年以上に渡るスピーチの教師として，私は耳にしたすべてのスピーチを心の中で批評しています．それが政治的，宗教的，教育的，社会的いずれのスピーチであれ，止めることができません．通常，私は静かに座り，まず聞きます．しかし，もし話し手に，私が修正できるような問題があり，それを受け入れられるようであるならば，私はまずほめて彼らにアプローチし，彼らが改善できるようにその問題点を優しく指摘するように心がけています．もしテレビで見たスピーチについて，良いもしくは悪い感想を非常に強くもったときは，スピーチの授業で私の考えを生徒と共有します．また，もしそのスピーチがとてもよい学習の機会になると判断したときは，私の批評を添えて，役に立つ学習教材として使用します．

　そのような出来事が，2004年7月27日，私がテレビをなんとなくチャンネルを回して見ていたとき，ボストンでの民主党全国大会でのオバマ上院議員の基調演説において起きたのでした．彼のスピーチに非常に感銘を受け，うれしく思い，そのスピーチと現在は大統領となったオバマ氏によるその他のスピーチを公的な場での素晴らしい例として授業で取りあげています．

　2010年2月7日，私はまた同様の経験をしました．ただし，今回のス

ピーチは印象の悪いものでした．テレビをつけたとき，サラ・ペイリン（Sarah Palin）氏が共和党茶会派（Tea party）の総会で基調演説をしていました．大体10分くらい話を聴いた後，私の最初の感想は「彼女の話しかたには何が起きているの」というものでした．私は誰かが彼女に悪いアドバイスをしているに違いないと思いました．そしてサラ・ペイリン氏のスピーチを教育の教材として扱うことに決めました．これから以下に示す内容は，彼女が私の生徒であったとして，彼女のスピーチについて私が見つけた問題点を挙げたものです．

2 そもそもレトリックだろうか？

　彼女のスピーチは"サラ・ペイリン独自の話しかた"であり，いわゆるレトリック（修辞法）を駆使したものではないのです．私の意見としては，このスピーチは説得するためのスピーチであると同時にエンターテイメントのためのスピーチであり，下記の批評のように修辞法のレベルに達していないのです．ですから修辞法で批評されるべきではありません．その代わりに，アイオワ大学で1950年代にされたサミュエル・ベッカー教授の研究を基に，私の長い経験により少し手を加えた評価基準による批評を示します．

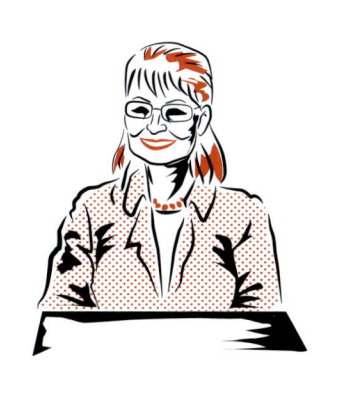

3 批評のまとめ

ペイリン氏のスピーチ内容には，以下のような点に問題がありました．
1. 説得するためでなくより楽しませるためのスピーチと聞き手が見定めるまで，その内容は軽く，説得力があるものではない
2. 話の構成が大ざっぱ
3. アイコンタクトが欠けている
4. ジェスチャーがないかもしくは故意に多すぎる
5. 髪を払いのける行為は注目をそらしてしまう
6. 拍手を受けるための姿勢や間は見映えよくない
7. 表面的な強い中西部訛り
8. 笑いを予想したり待つことでスピーチの効果を弱めている

それぞれの問題点を次に詳しく解説していきます．

4 問題点の詳細

1. 説得するためでなくより楽しませるためのスピーチと聞き手が見定めるまで，その内容は軽く，説得力があるものではない

説得をするための演説では，内容は論理的であり，興味深く，本質的であるべきです．ペイリン氏の演説は "preaching to the choir（聖歌隊に説教をすること）" 訳注26 のようなものですから，この点に関しては正しかったと思います．ただこの場合の基調演説とは軽いもので，面白くなくてはなりません．ペイリン氏は聴衆が最も重要だと考えているものの，結果として彼女の演説は説得するためというよりは，より娯楽性の強い内容となってしまいました．

> 訳注26：すでに自分と同じ意見をもつ人たちに，自分が正しいと思うことを説くこと，という意味．

2. 話の構成が大ざっぱ

　1つの話題から次に進む代わりに，この演説は短いジョークを何度も始めからくり返しているように感じました．もう一度言いますが，しっかり構成された演説スタイルは，このスタイルを疑いなく望む聴衆に訴えるのに向いています．もし演説者の選択が楽しませるためのスピーチであるならば，ペイリン氏がゆるい構成を選んだのは正しかったわけです．しかし，魅了されることを期待している聴衆だった場合，笑わせるような話の構成は適切ではないでしょう．たとえ楽しませる目的の演説と，知らせるため・説得する目的の演説にたいていお互い重なるところがあるとしても，内容と構成から判断して，今回の講演の主な目的は楽しませることとなってしまったのです．

3. アイコンタクトが欠けている

　ペイリン氏がスピーチのために用意された原稿を読み，講演中，顔を上げ下げしていたことに私は大いに失望しました．これは口頭での翻訳には適切な方法ですが，公的な場でのスピーチにおいては効果的ではありません．私の見た限りでは，彼女のスピーチの方法は「私にはテレプロンプターは必要ありません」と言っているような特別な印象をもちました．実際は彼女はスピーチを効果的にすることをサボったのです．彼女はオバマ大統領がテレプロンプターを使い過ぎるために効果的なスピーチができていないことを指摘することさえできなかったのです．その結果，オバマ氏とは対照的に彼女の話しかたは非常に見苦しいものとなってしまっています．

4. ジェスチャーがないかもしくは故意に多すぎる

　ペイリン氏は講演の間，ジェスチャーをしましたが，どのジェスチャーも効果的ではありませんでした．彼女のジェスチャーの多くは，腰の辺りの高さで行われ，聴衆にとっては無駄なものでありました．彼女の腰のラインより上部の数少ないジェスチャーは，あらかじめ作られたもので不自然な印象を受けたのです．それらは1900年初頭の雄弁家によって作られ

たジェスチャーを思い起こさせました．

5. 髪を払いのける行為は注目をそらしてしまう

　過去の講演において，ペイリン氏は髪を後ろにまとめていたので注意を引くものではありませんでした．この演説においては，彼女は明らかに"非常に女性的"に見えるように思い切ったのです．よい演説者は服装や巻き毛より，演説の内容に聴衆の注目がいくような身だしなみをしています．少しの女性らしさはよいですが（これは私も賛同します），さらに過剰な女性らしさ（これには私は賛同しません）がよりよいとペイリン氏は結論づけたのでしょう．

6. 拍手を受けるための姿勢や間は見映えよくない

　私はたとえ数秒であっても間を使うことは，演説者にとってとても重要なツールの1つであると考えています．しかし，今回の演説でペイリン氏が犯した最も重大な過ちの1つです．彼女は拍手喝采のために間を使い，笑いを待ったのです．これは多くの聴衆にとってわざとらしく目も当てられないものです．

7. 表面的な強い中西部訛り

　ペイリン氏は気さくな中西部の方言をもっていて，以前のスピーチより今回のスピーチでさらに使っています．例えば，"How's that hope-y change-y stuff workin' out for you?"は誰かには賞賛されますが，多くの人々は遺憾に思うことでしょう．彼女は生まれも育ちもアラスカですから，この手の話しかたは変な感じを受けるのです．ウィスコンシン大学の研究者が彼女の話しかたを研究し，北中西部の方言であると結論づけました．

8. 笑いを予想したり待つことでスピーチの効果を弱めている

　この憂慮は主に公で演説をする人にのみ当てはまります．これはコメ

ディアンのスピーチには全く当てはまりません．ペイリン氏がこのスピーチをしてから，私がこの文章を書きあげる間に，彼女は深夜番組に出演し，コメディアンのような振る舞いをしていました．ここに書かれた多くの憂慮はコメディアンに対するものではないのです．おそらく彼女は天職を発見したのかも知れません．

5 まとめ

　冒頭に述べたように，この内容はアイオワ大学スピーチ言語学で開発されたスピーチ批評のためのフォーマットを基にしています．アメリカで教授陣から集められた膨大なスピーチ批評の解析後，このスピーチの原則が紹介されました．これらは公の場でスピーチする人のためにつくられたものでした．よってこの批評の方法は特にコメディなど楽しませることを目的としたスピーチの評価には適してはいません．

　共和党茶会派に向けたペイリン氏のスピーチはどちらの要素も含んでおり，おそらく混合的な基調演説と言えるでしょう．ただ，たとえどう呼ばれようとも，この演説は改善の余地があるでしょう．40年以上の経験をもつスピーチの教師として，また女性として，ペイリン氏はもっとよくできるはずです．彼女が基調演説で自分の目的を達成できたかどうかは別として，彼女はスピーチ教材を常に探している私を満足させてくれました．教師として，よいスピーチ，悪いスピーチを例示し，ロールモデルとなる演説者を私はずっと探しています．茶会派に向けた基調演説を行ったペイリン氏は，意図せずに，避けるべき落とし穴を示すわかりやすい一例を提示したのです．

　ペイリン氏に対するいくつかのアドバイスを例示して，締め括ります．

ペイリン氏へのアドバイス
・自分自身でありましょう．私たちの多くは見せかけを見抜きます．

- 平凡な決まり文句は使わないこと．もし何かを使いたいのであれば，何がよりよいかを真剣に考えましょう．
- 間は効果的に使いましょう．短く使い，その後に，何か期待はしないこと．
- もしテレプロンプターを使いたくなければ，箇条書きしたメモカードを使いましょう．
- キャリアとしてコメディに挑戦しましょう．

コラム

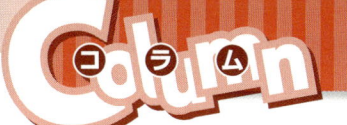

Dr.リトルのニッポン観察録　その1
日本人女性の隠れた力

　この本の読者の皆様には私が日本と深くつながりがあることが伝わったと思いますが，それは実に50年以上前に私と夫が婚約した夜がすべての始まりでした．シアトルにある和食レストランで，私は夫にプロポーズをされたのですから．

　この2つのコラムでは，日本とのかかわりを通して変化していった，日本人女性，そして日本人男性に対する私自身の見解について述べたいと思います．

私が日本を訪れる以前のイメージ

　私の日本人女性のイメージは…
- 華やかな着物をときおり着ている．
- 扇子を持っていて，涼むためや色っぽく振る舞うために使う．
- 雨を避けるために色鮮やかな傘を差している．
- 多くの女性や男性に対して従順で，特に夫に対しては絶対従順である．
- お世辞や批判に対し，口を手で覆ってクスクスと笑って応じる．
- 学問ではなく，女性的な教養（例えば習字，生け花，お琴，そして男性を喜ばせる術など）を身につけている．

　これらは典型的な固定観念であり，すべての女性に該当するとは思ってはいませんでした．それでもなお，私が日本を訪れて裕福な家族とともに過ごしたときに実際を知り非常に驚かされました．

1970年代に日本で知った本当のこと

　多くの日本人女性はとてもパワフルです！扇子の陰に隠れて，よく家族に

かかわる重要な決断を下しているのです．これらの決断はしばしばファミリービジネスにかかわることにまで影響を及ぼしています．適例をあげると，それは主人と私が美しい海を見下ろす家で，家族だんらんの食卓に招待されたときのことです．食事中に，私の生徒の母親が，彼女の旦那や成人した息子たちと「彼女」がどの，そしていくつのガソリンスタンドに投資をするべきかどうか話し合っていたのです訳注a．そのときの食事の席で，その決定権を握るパワフルな彼女は，何か面白い話かびっくりする話があるたびに，手で口を覆いながらクスクスと食事中に笑っていたのでした．

　日本を訪れる以前の私の考えを振り返ってみると，私の分析は弱く，不完全でした．私はいかに無知であったかということを，1970年代初頭の二度にわたる来日によって思い知らされました．

> 訳注a：欧米では夫婦単位で「私たち」が投資をする，もしくは一家の稼ぎ頭の「夫」が投資をする，というのが通例であり，「彼女」だけが投資をする，というのはきわめて異例であった．

来日してわかった日本人女性への私のイメージチェンジ

日本人女性は…
- めったに華やかな着物を身に着けない．
- 涼むためと色っぽく振る舞うために使うのみならず，最も重要な役割としては歯を隠すために扇子を持ち歩いている．
- 雨除けと日焼け防止のために色鮮やかな傘を差している．
- 多くの女性や男性に対して思っていたほど従順ではないが，夫に対しては別で，いまだに従順である．
- 「お世辞や批判に対し，口を手で覆ってクスクスと笑って応じること」はめったにない．
- 学問を志す女性もゼロでなく一部おり，また，女性的な教養を身につけている人はすべての女性ではなく一部である．近年では，従来は女性が活躍する分野でも男性が活躍するようになってきた．一方では，伝統的には男

性の世界であると考えられてきた法学，医学，経営学などの専門分野にも女性が進出してきた．

1997年に再び日本を訪れて…

　夫と私は1970年代中頃から1990年代中頃にかけてあえて日本を訪れませんでした（とても円高だったのです）．現代でも，日本文化は刻一刻と変化を遂げながら形作られています．しかしながら，伝統的な習慣が引き続き教えられ，そして尊重され続けていることを私はおおいに喜んでいます．

　私は1997年に大阪学院大学で『大学教育におけるセクハラ（セクシャルハラスメント）の法律』に関して講演をしました．そのときは，私が話している内容をほとんどの人が知りませんでした．これまで何百年もの間，女性や若い男性にとってただ許容されていたり，または訴えを起こすことがほとんどもしくは全くできなかった事例を，今日では多くの日本人がセクハラ事件として耳にしたことがあります．裁判所も，もはやセクハラ事件に対して大目に見たり無視したりはしません．上司だからといって不適切に部下に触ったり，下品な性的発言をしたり，性的関係を基に職場での昇進を約束したりする権利はありません．日本はセクハラの認識がまさに始まったところです．

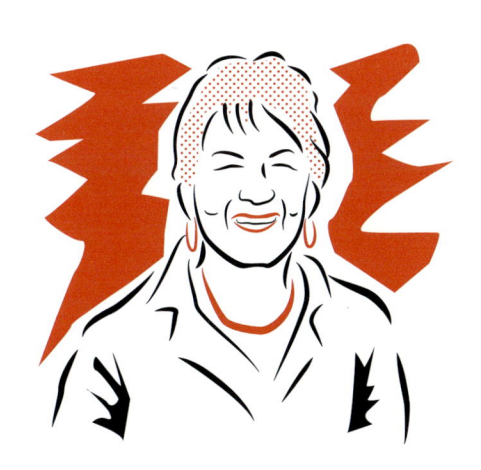

そして、2011年の日本

　あれから実に40年ほどが経ちましたが，私のイメージとともに日本自体も変化を遂げてきました．今では私は日本人医師および医学生にコミュニケーションスキルを指導しています．日本文化の変化は，私の生徒たちに反映されています．ハワイ大学同様，日本の医学部入学者の男女比が半々（50／50）になりつつあります．男女平等およびお互いの尊重が明らかです．もはや医学生は医学を学ぶ同質の「個人」であり，男性および女性という区別はしないのです．

　まだ完全に訪れた訳ではありませんが，日本へも男女平等が到来してきています．女性の役割に関して，日本はアメリカよりも遅れていましたが，急速に追いついてきています．男性も女性も尊重する文化は，世界共通のゴールであるべきです．日本もアメリカもこれまで歩んできた男女平等への道を称賛されるべきであり，さらに奨励されるべきなのです．

＜ドーリック・リトル＞

第5章

海を渡り成功を収めた6人の侍たち
～英語スピーチ上達の道

第5章 海を渡り成功を収めた6人の侍たち
～英語スピーチ上達の道

　アメリカの病院という環境で，英語を使い始めた頃の各々の日本人医師の苦悩を私は鮮明に覚えています．そして私のスピーチクラスに出席している間の彼らの成長も覚えています．

　本章では，私の記憶に基づいた彼らの印象に続いて，各々の医師に自己紹介と，英語のコミュニケーションスキルが彼らのプロとしての将来設計にどのようなインパクトをもつか読者に伝えていただきます．

　彼ら6人の医師は，現在，それぞれの分野でリーダーとなっています．それぞれのコミュニティーに彼らがもたらす活力と知見は，ともに働いているすべての人々にとって誇りの源となっています．

Doctor #1

　私は，Doctor #1とは，彼が野口医学研究所の交換留学プログラムを介して，4週間の短期見学研修をしているときに会いました．その後，彼はハワイ大学の内科研修プログラムに応募して採用されました．彼は非常に有能な若者でしたが，ローテーション開始時は，困難な状況をきわめていました．自分のインターン研修の責任に加えて，ビザ発給の遅れもあり，さらに妻と2人の幼い子供のために家や学校探しを強いられていました．また，渡米してわずか数週間後に，できるだけ早く英語コミュニケーションスキルを向上させるようにとプログラムディレクターより通達されまし

た．幸いにも，彼は1カ月の休暇を利用して，私が指導教官をしていたホノルル・コミュニティ・カレッジで数週間に渡り3つのスピーチクラスに参加しました．彼はどのクラスでも歓迎されました．私にとって驚くべきは，彼は，クラス委員を務めただけでなく，クラスで割り当てられたトピックについてのスピーチも成し遂げたことです．その休暇が終わる頃には，彼は今までの英語コミュニケーションの障壁を乗り越え，成長し続けました．彼は現在，日本でアメリカ方式を実践する病院の院長を務め，将来，海外留学をめざす有望な若者の模範となっています．

本人からのメッセージ　＜藤谷　茂樹　医師＞

　始めに，私はリトル先生に感謝の言葉を述べたいと思います．12年前にリトル先生のサポートがなければ，現在の私はありえませんでした．私はハワイ大学内科プログラムで1カ月の短期見学研修をしたとき，週1回リトル先生のセミプライベートな英語コミュニケーションスキルクラスに参加させていただきました．

　その後，ハワイ大学内科研修を開始するにあたり，ホノルル空港に到着した直後に，ACLSプロバイダーコースを受講するためハワイ大学関連病院のクイーンズ病院へ直接向かいました．

　内科研修の最初のローテーションは，専門性の高い循環器科でした．容易に予想されることですが，このローテーションは，英語のコミュニケーションスキルの問題とアメリカ医療の情報不足が理由で，単位未修得となってしまったのです．幸いにも，私はリトル先生のご好意により，ホノルル・コミュニティ・カレッジでいくつかのスピーチクラスに出席させてもらえました．そこで効果的なコミュニケーションの基礎を学びました．私はいまだにそのときのキーワード，ロゴス（論理），エートス（倫理），およびパトス（感情）を鮮明に覚えています．この3つのキーワードの意味を理解したところ，カンファレンスで自信のあるプレゼンテーションが

できるようになりました．言葉の壁によってアメリカという新天地で環境順応に苦労している日本人にとって，リトル先生は"ハワイの母"のような存在です．私にとって非常に貴重なハワイでの想い出となっています．

　リトル先生，ありがとう．

Doctor #2

　私から一番多く指導を受けたのは，おそらくDoctor #2だと思います．彼とは，ハワイ大学に見学に来た際に初めて会いましたが，そのときの彼の印象は，「太った恥ずかしがり屋」でした．一緒に見学に来ていた女性医師とAloha Tower Marketplaceで食事をしましたが，そのとき彼は写真を撮られることを嫌がったほどです．数年後，彼がハワイ大学の小児科レジデントに採用され，私のクラスに通いだした頃，彼は以前ほど恥ずかしがり屋ではありませんでした．しかし，彼の声は非常に小さかったので，聞いている人たちは何度も聞き直す必要がありました．彼は自分がしなければならないことをわかっていました．話す内容に問題があったのではなく，その伝えかたに問題がありました．彼は私のクラスだけでなく，ハワイ大学が主催していた社会人のための英語コースでライティングやコミュニケーションのクラスを取り，勉強していました．またトーストマスターといわれるプレゼンテーションのための集まりに1年半通い続け，その基礎となるコースを修了しました．このような勤勉さの結果，彼は最終学年でResident of the Yearとして表彰されたのです！

　彼はクラスのなかで真のリーダーでした．また，彼はとても上達したので，日本から見学に来た医師たちの前でプレゼンテーションをするようになりました．最終学年になるころには，多くの見学者から慕われるように

なっていました．私が思う彼の最も素晴らしいところは，志をもつ若手医師たちを助けようという心意気です．もし彼に質問したければ，メールを送ってみることです．彼の知識や経験をともに共有してくれるでしょう．

本人からのメッセージ　＜井上　信明　医師＞

　英語では本当に苦労した私ですが，レジデントを終了する頃には，カンファレンス（グランドラウンド）で発表することができるようになっていました．専門科後期研修（フェローシップ）の期間中は，ほぼ毎月のように講義をする必要があり，そのうち1時間〜1時間半程度の講義を原稿なしにできるようになりました．

　私がほとんど苦労しないで英語で物事を考えることができるようになるまでに5年はかかりました．その頃には，英語で話し出すと私は自分の「英語脳」のみを使用し，全く日本語が頭の中に浮かばなくなりました．そして日本語で話し出すと，私のなかの英語脳は消え去りました．非常に興味深い経験でした．

　私は決して優秀な人間ではありませんので，英語のコミュニケーションスキルを上達させるためには継続して練習するしかないと思いました．私が実践したことで，多くの方にお勧めしていることは「英語で考えること」です．プレゼンテーションをすることは，実はこの「英語で考える」ためのよい練習になります．通常，人前で話をしているときには，2つの言語を翻訳するような余裕はないからです．私でもできたことですので，誰でもできる，そう断言できます．

Doctor #3

　もしも Doctor #3 に別名をつけるならば,「ダンサー」でしょう. 彼は, 素晴らしい症例プレゼンテーションをしていましたが, 足はじっとしていることがありませんでした. インディアナ州へフェローシップに行く頃には, 手足の動きをコントロールするようになりましたが, 正直なところ, 完全に落ち着いたとは言えませんでした. その穏やかで内向的な話しかたは, やがては同僚に高く評価されるまでに上達しました. 彼がハワイを去っていったのは寂しかったですが, それ以上に, 彼の妻が去って行ったことを名残り惜しく感じたものです. 私は, 彼女の作ったお菓子よりも美味しいものは記憶にありません. 毎年恒例のポットラックパーティ（持ち寄りパーティ）は今も続けていますが, 彼女の手作りお菓子がなくなったことがとても残念です.

　Doctor #3 とレジデント研修ディレクターとの最終面接での会話の内容を, 後に私はファカルティー（指導医）が集まる夕食会にて知りました. その夕食会で, 私の席に隣り合わせたのが研修ディレクターでした.「レジデント研修中, 自信とコミュニケーション能力を身につけるのに何が大きく影響したか」とディレクターが Doctor #3 に訊ねたところ, 彼の答えは「リトル先生」であったと. 私は思わず手をあげて驚いたあまり, ワインがいっぱいに入ったグラスを倒して, 右隣にいた秘書の膝にかけてしまいました. なんと素晴らしい賛辞でしょう！

🌸 本人からのメッセージ　＜波戸　岳　医師＞

　私はフェローシップ研修中には, 学内や中西部で開かれた口頭で行われるリサーチコンテストなどで最優秀賞をとり, 全米規模の腎臓学会での

オーラルプレゼンテーションをする機会にも恵まれました．

　私は，臨床と研究ともに従事する医師をめざしています．米国での研修という貴重な経験のなかで，サイエンスで使われる言語というのは，単なる日常会話の延長ではないととらえるようになりました．サイエンス特有の言語を用いることで，誤解を最小限に抑えつつ，複雑なデータやアイデアについての議論が可能になります．どのようにデータを議論の場に提示するかは，データを生み出すのと同じくらい重要だと思います．そして，他者と議論する技術なしには，目の前にある問題やデータを深く理解して，それを前に推し進めることはできないのだと，肌で感じるようになりました．病棟，臨床現場でも同様のことが言えるでしょう．われわれは常にチームの一員です．十分なコミュニケーション能力と，議論をする能力なしには同じ情報をもっていても，的確な決断を下して，患者さんにベストを尽くすことは困難になります．プロフェッショナルな仕事に従事するわれわれの言語の使いかたは，単なる言葉として軽視できるものではないと強く感じています．

Doctor #4

　Doctor #4に対する私の最も印象的な記憶は，夕食後に彼を自宅へ車で送り届けたときのことです．彼は翌日，日本に戻る予定でしたが，その時点では内科のポジションを得るかどうかはわかっていませんでした．彼は表情豊かに「ポジションなしで日本に戻ることは嫌だ」と言っていました．彼が日本に戻った後に採用されたことを伝えるEメールが届きました．とても喜ばしい一日でありました．

　Doctor #4は私にとってはよいリクルーターでした．彼がハワイ大学で

研修医をしている間，彼は日本人の同僚や生徒に「英語を上達させたいのならば，リトル先生の授業に出ないとだめだ」という話を何度もしていたのです．彼は当初発音に多くの問題がありましたが，それを3年かけて直す努力をしました．彼の成果は見事なものでありました．私は彼ほど英語が上達した人にはそれまでお目にかかりませんでした．

本人からのメッセージ　＜本田　仁　医師＞

　英語が母国語でない人々にとって，英語を上達させることはアメリカの研修をうまく乗り切るためにはとても重要なことです．英語を上達させるということはさまざまな意味を含んでおり，それは英語を話すことへのためらいをなくすこと，発音を直すこと，文化に適応すること，よい友人関係を築くことなどが含まれるのです．

　リトル先生との週1回のセッションは正しい英語を学ぶうえでとても貴重な機会でした．彼女は常に効果的なプレゼンテーションの方法，発音，会話能力の向上のためのいろいろな秘訣を教えてくれました．

　内科研修をハワイ大学で終了した後，ワシントン大学のフェローシップに行くこととなりました．私がそこで感じたのは，アメリカ本土の大きな医学部においては，医師の話しかたや会話能力に対して，研修プログラムも，指導する医師もより厳しく査定しているということです．ハワイでの研修医生活の間，リトル先生にお世話になって，英語の上達のために努力を続けたことが，後にフェローシッププログラムで大いに私を助けてくれました．フェローシップで3年過ごすこととなりましたが，最後の学年の際には自分のプログラムの上司から，ワシントン大学の医学生に正式な授業をすることも頼まれるまでになったのです．

Doctor #5

　すでにDoctoe #5は序章で紹介しました．彼がレジデントとしてハワイに来る前から数回，彼とともに学ぶ機会がありました．そのうち2回は神戸で，残りの2回はハワイでした．彼の学習への情熱や意欲は，他の誰をも凌駕していました．私個人としても，彼の10年間に渡る成長を見守ることができたのは，非常に喜ばしい限りです．彼はすでに結婚しており，現在は溺愛する2人の愛娘にも恵まれています．家長としての責任や病院での勤務を苦にすることなく，彼はIntern of the Year（1年目研修医で評価が最も高かった者に贈られる賞）とResident of the Year（2，3年目の研修医で評価が最も高かった者に贈られる賞）を2年連続して受賞しました．彼は2012年6月についにハワイを去り，内科研修プログラムのディレクターとして日本の練馬光が丘病院に勤務しています．彼は私のスピーチクラスに可能な限り参加し続けていたこともあり，寂しい気持ちです．彼の素晴らしいプレゼンテーションや他の参加者へのサポートは忘れることはできません．彼は本当に素晴らしい模範的人物です．

本人からのメッセージ　＜筒泉　貴彦　医師＞

　リトル先生にこの数年間に渡り学んだことは計り知れず，彼女には感謝してもしすぎることはありません．
　英語は外国人医師にとって大きな壁です．アメリカの医療では，英語によるコミュニケーションはきわめて重要で欠かせないものです．医師はプレゼンテーション，他の医師との議論，患者さんとの重要な話し合いなどの病院内でのさまざまな状況に対応するために，優れた英語能力が必要とされます．

リトル先生は非常に素晴らしい先生で，生徒のプレゼンテーションの問題点を的確に指摘し，それを忍耐強く何度も指導してくださいます．彼女の指導は発音や文法のみではなく声の調子，プレゼンテーションの際の立ちかた，そして聴衆を魅了するためのテクニックにも及びます．彼女の継続的なサポートは私の英語の能力を格段に上達してくれました．ハワイでの素晴らしい日々を彼女抜きにして語ることは到底できません．

Doctor #6

　現時点では，Doctor #6は未来への希望です．彼の妻は，1年遅れてやってきました．彼女は日本では小児科医で，こちらでも小児科のレジデンシーに入るかもしれないということで，その準備のために彼とともにクラスに参加しています．彼らはとても一生懸命で，めきめき上達しています．彼女は第1子を妊娠中で，英語の上達のために時間を使っています．
　私はDoctor #6と東京で開かれた野口医学研究所主催のセミナーで出会いました．彼は熱心に学ぼうとしていましたし，私も熱心に教えました．そして，2010年のKuakini Medical Center Award（Outstanding Intern），Critical Care Award（Outstanding Straub ICU Intern）に表彰されたのです．また，彼はほとんど毎回クラスに出席しています．
　私は，2人ともきわめて優れたロールモデルだと思います．

本人からのメッセージ　＜岡本　耕　医師＞

　自分と話している人が，自分が話していることを理解しているかどうかは，どんな場合でも大体わかります．正直なところ，1年目はそれがとて

も辛かったのです．何人かにははっきりと「何を言っているのかわからない」と言われたことを思い出します．医学的知識が多かろうが少なかろうが，臨床現場で働いている以上，会話でのコミュニケーションは大きな部分を占めます（症例プレゼンテーションはそのなかでも特に重要です）．相手は患者さん，同僚，指導医だけではありません．患者さんの家族，そして病院で出会うすべての人と円滑にコミュニケーションがとれなくてはいけません．信頼を得るためには，相手に理解してもらわないといけません．

　レジデントになってから1年半．まだまだ発展途上ですが，去年よりは周囲の理解が大分よくなってきたと実感しています．レジデンシーという機会を最大限生かすためにも，英語でのコミュニケーションは欠かせないし，それがよりよい患者さんへのケアにも繋がるはずだと思います．

第5章

コラム

Dr. リトルのニッポン観察録　その2
日本人男性は隠れた紳士

　2005年の秋，私はハワイから成田空港を経由してベトナムへ出かける機会がありました．その計24時間に及ぶ2度の飛行中，偶然にも2回とも日本人男性の隣りに座ることになりました．

1人目の日本人男性

　最初の飛行機のお隣りは年配の方で，ずっと居眠りをしているので，昼食になるまで話しかけることも目線が合うこともありませんでした．

　私が昼食を食べている真っ最中に，彼がトイレに行きたいと言いました．通路側の私は客室乗務員に食事のお盆を預けて席を立つはめになりました．ところが1時間もすると，この男性がまたトイレに行きたいと言うのです．今度は，ズボンの前を指差していかにも待てないという感じです．彼が席を立った間に自分は窓側の彼の席に移動し，それを機にやっと2人の間で会話が始まりました．彼の英語は片言で，私の日本語はそれ以下でしたが，その彼とガイジンである私との会話を聞いていた男性の友人はたいそうびっくりしている様子でした．

　飛行機が成田空港に着くころには，この親切な男性のお蔭で，入国書類も済ませ，靴下を脱いで靴に履きかえることができました．着陸後は私の重いスーツケースを外国人用の税関まで運んでくれました．早足なので，後を付いていくのがやっとでしたが，彼の方はおかまいなくどんどん先を行きます．最後にお礼のキスをほっぺたに差し上げると，彼から名刺をいただきました．71歳でタクシー会社の社長さんとわかりました．

2人目の日本人男性

　次の成田空港からベトナムまでの飛行機では，背の高いハンサムな若い日本人男性と隣になりました．私が荷物を棚にしまうのに苦労していたにもかかわらず，全く知らん顔です．年寄りのガイジンの女性なんか興味なしという感じ．いいわよ，相手がそれならこっちだって，よーし見ておれとばかり，彼の長い足がちょっとでもはみ出してこないように見張ってやりました．もちろん，目線も合わせません．

　ところが，そうこうしている内に，数時間が過ぎて彼が英語の勉強を始めたのです．私がつい話しかけると，とても人当たりのよい優しい青年だとわかりました．ユニクロでセールスを担当しており，大学時代はアメフトでクオーターバックをやっていたらしい．一度も聞いたことのない，ユニクロのブランドを説明してくれましたが，これは最後までわからずじまいでした．飛行機を降りるときには，上着を着せてくれ，荷物を降ろすのを手伝ってくれました．この男性も，最初はともかく，結局は紳士であったわけです．

　さて，皆様はどう感じたでしょうか．日本人男性に典型的なアメリカ人男性のような社交性がないことは確かですが，文化の違いだけなのでしょうか．もちろん，2回のフライトともハッピーエンドで最後にはお2人とも素晴らしい男性だとわかったのですが，個人的には，もっと最初から会話がはずんでいたらとも思います．ともかく，私の目から見た日本人男性像をちょっと紹介してみました．後の判断は読者にお任せしましょう．

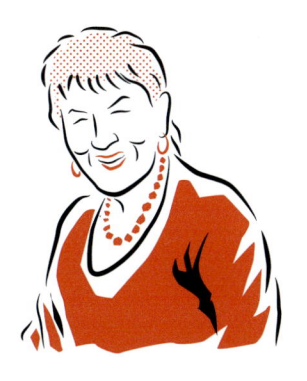

＜ドーリック・リトル＞

著者のあゆみ
～Dr.リトルの国際的でcredibleな経歴をひもとく

　この15年間というもの，私は医学校において「信頼（credibility）」について教え，学んできました．私は教え・学ぶとともに，私の教育資料や考え，配付物を記録し続け，10年前にそれを読みやすい形式にまとめるよう依頼されました．この要望から，私が「国際的な履歴書（International resume）」と名づけた型破りな履歴書がうまれ，学術用に使っています．

　私の考えや原稿をまとめて出版しないかと尋ねてきた最初の人物は，野口医学研究所の佐藤隆美先生でした．私は，彼から書籍『アメリカ臨床留学への道　改訂2版』（南山堂）の症例プレゼンテーションに関する章の執筆と，後に第3版の改訂も依頼されました．このどちらの版でも，私の記事は英語のみで書かれていました．

　2人目は私のかつての教え子であった岸本暢将先生（Mitch：彼のニックネーム）で，彼は症例プレゼンテーションに関する出版物のなかで，私のハンドアウトを使ってもよいかと尋ねてきました．彼は書籍『米国式　症例プレゼンテーションが劇的に上手くなる方法』（羊土社）で私の文章を使用し，日本語で出版されました．

　これらの2つの出版物は，多くの読者に読まれて日本における私の信頼（credibility）を増してくれました．より狭い，しかし権威ある場においても，私の国際的な経歴は非常に前向きに受け止められました．その経歴を以下にお示しし，著者紹介とさせていただきます．

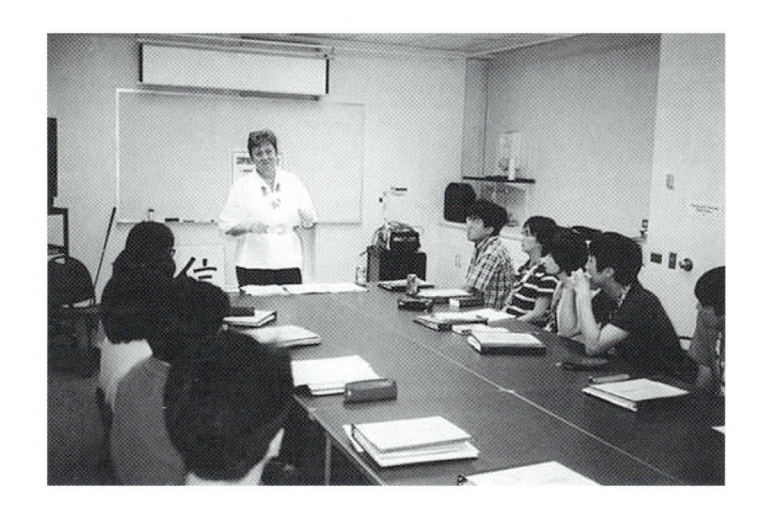

1　国際的な教育
　　Dr. リトルの履歴書

1 始まり

　すべては私が大学のシニア（最上級生）のときに，Jim Little がシアトルの日本食レストランで私に結婚を申し込んだことに始まりました．これがきっかけで私は日本料理の本を買い，日本食を真似ようと試み，U.C. Berkeley で1年間日本語の授業をとりました．

　私たちがホノルルに移住したとき，私は McKinley Adult School で日本語会話と日本食・中華料理の勉強をしました．そして，私たちが本土から到着してすぐに知り合った新しい日本の友人によって思いがけないことが起きました．私は英語の家庭教師になったのです．

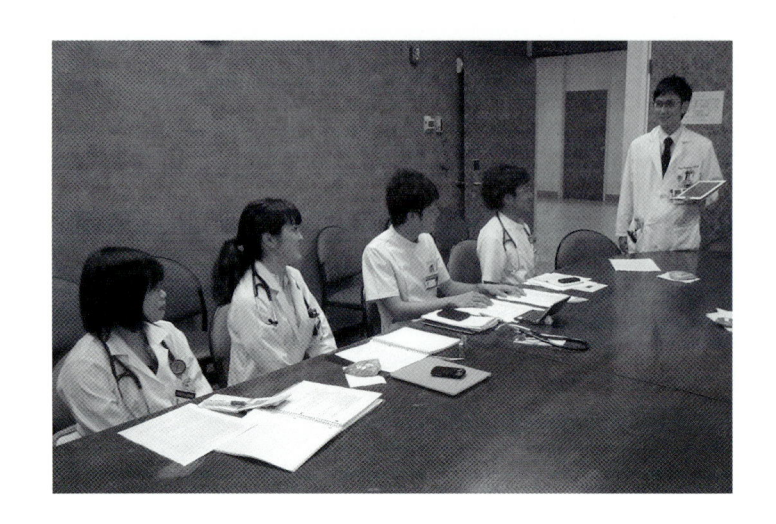

2 家庭教師

　私の最初の生徒は19歳になる一卵性双生児の兄弟でした．私は会話教師であって英語教師ではなかったのですが，英語教師としての仕事は大成功でした．もう一人，East-West Centerで学んでいた「生徒友達（pupil friend）」も英会話が目覚しく上達しました．夫Jimと私は1973年と1975年にこの3人に会いに日本を訪れました．10年以上の空白がありましたが，私は友人から再び家庭教師として，今度は慶応義塾大学の学生を教えることを依頼されました．私は4年間にわたって休暇の期間に年2回彼を教えました．それから，ハワイで高校生を，彼女の父が日本航空で働いている間，教えました．

　この5人の私の最初の教え子すべてが，私の終生の友人となりました．2012年現在，双子の兄弟は，亀田総合病院と亀田クリニックの院長になっています．また，East-West Centerの生徒は，大阪学院大学の学長になっています．そして，慶応の学生は，フジテレビでプロデューサーとして働いています．それから，父が日本航空に務める高校生は，ニューヨークの

Culinary Institute of America in Hyde Parkを卒業し日本でレストランを営んでいます.

3 ハワイ大学医学部での教育

　徐々に，海外の医師や医学生を教えるようになりましたが，その始まりは，ハワイ大学医学部（John A. Burns School of Medicine：JABSOM）の副医学部長であるDr. Satoru Izutsuが，私の人脈を知って亀田総合病院から留学してきた研修医に会うよう依頼したことでした．最初は会話技術を高めるために始まった週1回のミーティングが，次第に広がっていきました．週1回のセッションは続きましたが，夕食を交えて会話や文化についても教えるようになったのです．

オープンドアポリシーを大切に

　主として野口医学研究所のサポートで1カ月間の短期研修のためにハワイ大学を訪れる研修医や医学生に，症例プレゼンテーションを教え始めて以来，私は紹介があってもなくても生徒を歓迎してきました．必要な条件は，彼らに強いやる気があることでした．私は一貫して，これがwin-winの関係であると実感しています．日本から訪れた生徒はハワイ大学の日本人研修医に学び，その逆もまた同様でした．ハワイ大学のManoaキャンパスで授業を行っていたとき，私は訪れる人の記録を取り続けていました．私がKuakini病院に移ると，海外から留学してきたハワイ大学の研修医が参加したり，紹介されたりするようになりました．彼らのスケジュールでは定期的に参加することはできませんでしたが，そんなことは問題にはなりませんでした．ある生徒は1カ月間参加し，またある人は3年間参加したりしました．主に日本人でしたが，中国人，韓国人，タイ人も幾人かいました．参加してくれる生徒のメリットが明らかでしたので，私はボランティア活動として，授業料もなく，出欠記録も取りませんでした．こ

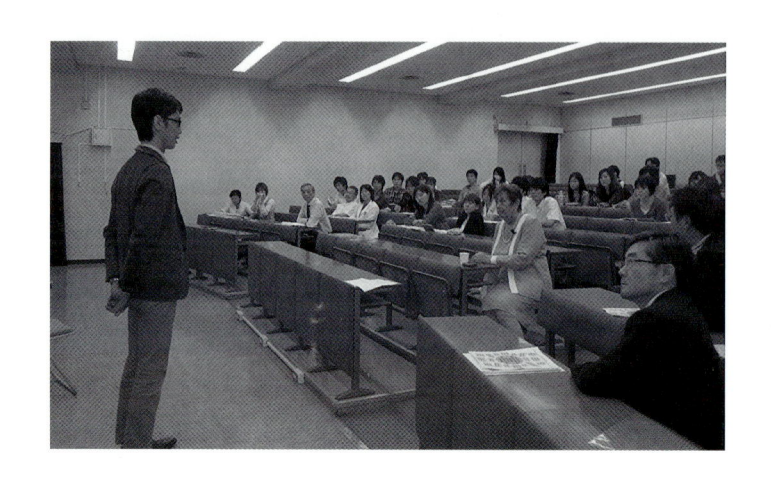

れはとても有益な共生関係であることがわかったのです．

4 大阪学院大学での授業

　2003〜2007年の間，大阪学院大学で私は『接客業のためのコミュニケーションスキル（Communication skills for the hospitality industry）』のコースを担当しました．私は客員教授として，North Shoreの自宅からインターネット経由で講義を行い，最後の4回は日本で行いました．その次の半期には，再び自宅へと場所を戻して，ビデオ会議システムを使って行うことになりました．BasicとAdvancedの2つのコースを教え，以前と同じように最後の授業は日本で直接行いました．

　2004年の春には，私はBasicとAdvancedのクラスを『コミュニケーションスキル』と題して，遠隔教育の授業の一貫として行いました．各半期の最後の1，2回の授業は日本で直接行うことを続けていました．

　2007年の秋，私は最後の半期となる第10期の生徒を教えました．10回に及ぶ日本訪問ごとに，私は直接生徒に会い，彼らはその会話技術をキャンパス中に披露しました．この最後の直接行う授業は各期の生徒たち

のほとんどにとって，いい締め括りになっていることがわかりました．

この5年間は，私に日本人と日本の文化について多くのことを教えてくれました．

5 ハワイ大学研修プログラムのコンサルタント

日本から留学してくる医師とのこのような仕事が基となって，2006年秋に，私は海外からハワイ大学研修プログラムに応募する志願者を評価するよう依頼されました．私や他の生徒に対する症例プレゼンテーションを聞いて，英語コミュニケーション技術を評価するよう依頼されたのです．一昨年前から，日本から見学研修にハワイ大学に来る候補者に対して，英語コミュニケーション能力を判断するためにSkypeインタビューをしています．

6 ワークショップ

2004年から，私は神戸大学/東海大学 Medical English Seminar に参加し症例プレゼンテーションと医学英語を教えています．この活動は毎年8月に継続して行っています．また，1999年から2004年まで，私はハワイ大学医学部医学教育教室が行う国際的な教育者と生徒のためのワークショップに何度も参加しました．

7 褒賞

2003年に国際的な医学教育に対する貢献と献身に対して，米国財団法人野口医学研究所より野口賞を受賞．

2008年教育と研究の分野における優れた業績と大学の発展への貢献に対して，大阪学院大学より名誉教授の称号を授与．

付録 プレゼン評価シート

　次に示すプレゼンテーション評価シートは，私がやっと見つけたすべての学年で最も使いやすいものです．第2章で列挙した優れた話し手が使うであろうすべての評価基準を含んでいます．第3章で，言葉の誤りを指摘するのに評価シートを使う理由について述べました．

　この評価シートには2つの目的があります．1つは，書きとめておくことで，生徒が直すべき間違いを思い出すことができます．もう1つは，私が管理上必要なコミュニケーションスキルを評価するための記録にできます．では，評価シートの見本と評価の例を見てみましょう．

Dr. Doric Little's
SPEECH CRITIQUE SHEET FOR PRESENTING PATIENTs

Name _____   Class _____   Date _____

I. **Content-Analysis (45%)**
   ID: Name, age, gender, ethnicity, occupation
   Chief Complaint:
   History of Present Illness: location, quality, quantity, chronology., setting, aggravating/alleviating factors
   Past Medical History (including medication and allergies):

   Family History:
   Social History:
   Review of Systems:
   PE (including vitals):
   Labs/Imaging/Other Data:
   Summary (eg: Mr. X is 45 year old Thai artist with a three day history of acute respiratory distress):
   Assessment listed by:

   Problem and Plan:
   Conclusion or Follow-up (Where is the patient now?):

II. **Delivery (45%)**
   Body Language:
       1. Arms & Legs
       2. Eye contact
   Voice (rate, volume, vocal variety):
   Pauses (verbal= avoid & silent= utilize briefly):

III. **Language (pronunciation, grammar, vocabulary, expressiveness, clarity, qualifiers) (10%)**

EVALUATION SUMMARY

記入例

Dr. Doric Little's
SPEECH CRITIQUE SHEET FOR PRESENTING PATIENTs

Name __XYZ__   Class __Speech__   Date __6/31/2010__

I. **Content-Analysis (45%)**
   ID: Name, age, gender, ethnicity, occupation **Accurate**
   Chief Complaint: **Clearly stated**
   History of Present Illness: location, quality, quantity, chronology., setting, aggravating/alleviating factors, **associated symptoms Kept it pertinent**
   Past Medical History (including medication and allergies):
   Be sure these all relate to the chief complaint
   Family History: **Unremarkable**
   Social History: **Patient said he drank 3 or 4 beers a day**
   Review of Systems: **Discussed system that applied**
   PE (including vitals): **Within normal limits with one exception**
   Labs/Imaging/Other Data: **Presented pertinent results**
   Summary (eg: Mr. X is 45 year old Thai artist with a three day history of acute respiratory distress):
   Assessment listed by: **You may choose to present all the problems followed by the plans or complete each problem and plan before proceeding.**
   Problem and Plan: **well done**
   Conclusion or Follow-up (Where is the patient now?): **good**

II. **Delivery (45%)**
   Body Language:
      1. Arms & Legs Stood tall and proud; **gestured naturally above the waist**
      2. Eye contact; **Mostly good Keep notes in white coat pocket.**
   Voice (rate, volume, vocal variety): **Don't speedup or drop your voice at the end of sentences.**
   Pauses (verbal= avoid & silent= utilize briefly): **Some ah's and um's.**

III. **Language (pronunciation, grammar, vocabulary, expressiveness, clarity, qualifiers) (10%)**
   Subsequently, diarrhea, work, vomit, breath

EVALUATION SUMMARY

A summary of the sample critique sheet above, prepared for administrators, might read as follows:
**Overall, XYZ prepared a well organized, logical, easy to understand and competently delivered presentation. His choice of a case was a good one designed to showcase his skills at delivering and his competent use of the English language. The content was interesting, but did not illustrate the depth of his medical knowledge.
Note: XYZ was an above average candidate in regard to communication skills.**

記入例（日本語訳）

Dr. Doric Little の
患者プレゼンテーション用スピーチ評価シート

名前 ___XYZ___　クラス ___スピーチ___　日付 ___6/31/2010___

I. **内容評価（45%）**
   ID: 名前、年、性別、人種、職業　正確
   主訴: はっきりと述べていた
   現病歴: 部位、質、程度、時間的経過、状況、増悪因子・緩和因子、随伴症状　関連あるものを述べていた。
   既往歴（内服薬、アレルギーを含む）:
   主訴と関連あるものはすべて述べること。
   家族歴: 特になし
   社会歴: 患者は1日にビールを3～4本飲むと言った。
   Review of Systems: 必要な臓器システムについて述べること。
   身体所見（バイタルを含む）: 1つを除いては、正常範囲内。
   検査所見／画像所見／その他のデータ: 関連のある結果を述べること。
   サマリー（eg: Xさん、45歳タイ人の芸術家が3日間に及ぶ急性呼吸困難で来院）:
   アセスメント: すべてのプロブレムを述べた後にプランをすべて述べるか、1つ1つプロブレムごとにプランを述べていくかのどちらかの方法を用いるとよい。
   プロブレムとプラン: よくできていた。
   まとめもしくは Follow-up（患者は今どうしているか？）: よい。

II. **話しかた（45%）**
   ボディーランゲッジ:
      1. 身振り、立ち方：背を伸ばして胸を張って立っていた。ジェスチャーは自然で腰より上で行われていた。
      2. アイコンタクト：大体よい。ノートは白衣のポケットに入れておくこと。
   声（速度、音量、声質）: 文章の最後で速くなったり、声が落ちたりしないこと。
   ポーズ〔間投詞（えー、あー）:＝用いない & 沈黙＝簡潔に用いること〕: たまに「あー」や「えー」あり。

III. **英語（発音、文法、語彙、表現、明瞭さ、修飾語）（10%）**
   Subsequently, diarrhea, work, vomit, breath

評価サマリー
上記の評価シートの要約として、担当者は下記を参照してください。
全体としては、XYZ はよく構成された、論理的で、わかりやすく、しっかりとしたプレゼンを準備していた。症例の選択は、英語が堪能であること、話し方の上手さを発表するのに適した良い選択だった。内容はおもしろかったが、彼の医学知識の深さを表すものではなかった。
記：XYZ はコミュニュケーションスキルに関しては、標準以上のレベルです。

あとがき

　本書の序章で，私は読者の皆さんになぜこの本を買ったのでしょうか，と尋ねました．ここで皆さんが考えるであろう先に述べた5つの理由を詳しくお示しします．この5つはとても重要なことでしょう．今，この本を読み終えて，あなたはどう考えたでしょうか？なぜこの本を読まなければならなかったのでしょうか？

1. 著者に "credibility" がある

　私は，本書そのものがこのことを証明してくれるだろうと思っています．私は，この著者（私）は熱心な教育者であると断言できます．

2. かつての私の生徒たちが素晴しい成功を収めている

　あなたは第5章と訳者コラムで10人の医師としての成功と，医師にとってのコミュニケーション技術の重要性についての彼らの意見を読み終えました．あなたが次のサクセスストーリーになるのかも知れません．

3. 値段に見合っている

　あなたは恐らくこの本のために50ドルも支払っていないでしょう．もしあなたがたった1つの戦略，技術，行動変化でも学ぶことができれば，この本は有用であったということです．よりよい英語コミュニケーション技術によって，学術的・専門的な認識だけではなく，よりよい経済的なステータスを築くことになることを知っていただきたいのです．

4. 情報が有用である

　医学英会話を勧める人たちは，上手く話せるようになることで，よい結果が得られることを個人的に証明しています．ほとんどのインターンにとって本書に含まれている情報は必要なものなのです．

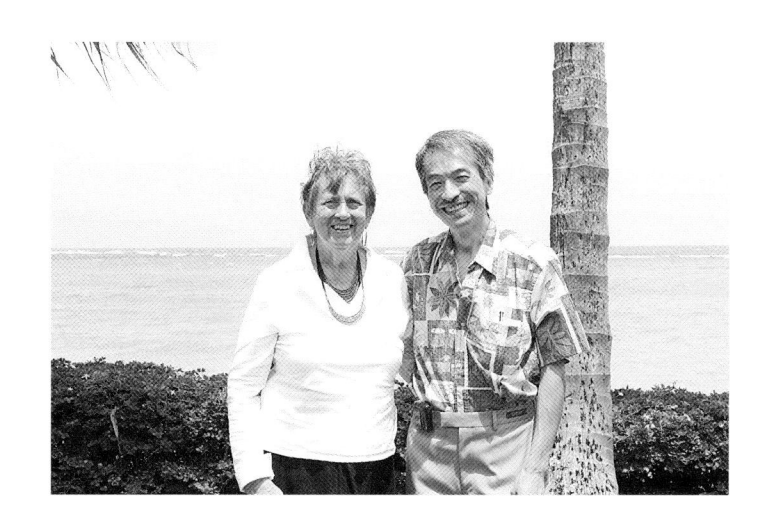

5. "Knowledge is power（知識は力）"

　この格言はすべてのプロフェッショナルにとって意味があります．2012年を生きる医師として，あなたは英語（新しい国際的な医学コミュニケーション方法）に通じていなければ深刻な影響を受けることでしょう．

Gambatte Kudasai — Dr.Doric Little

Index

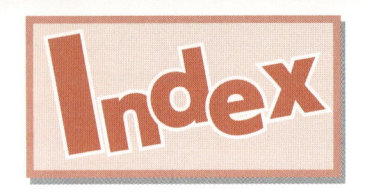

欧文

A
analysis ... 28, 32, 118
Antithesis ... 40, 132
Aristotle ... 25
Assessment ... 58

B
Barack H. Obama, Jr ... 116
Body ... 123

C
Chief Complaint ... 57
Conclusion ... 59
content ... 28, 32, 118
credibility ... 24, 25, 28

D
Delivery ... 28, 33, 123
Devel Patrick ... 121
Dress ... 28, 30

E
ethos ... 126

F
Family History ... 58

G
George W. Bush ... 41
grooming ... 28, 30

H
History of Present Illness ... 57

I
ID ... 57

L
Labs ... 58
language ... 28, 37, 124
logos ... 126, 130

M
Martin Luther King, Jr. ... 40
Medicalese ... 70, 77
Meds ... 57
Metaphor ... 40, 132

P
Past Medical History ... 57
pathos ... 126, 128
Physical Examination ... 58
plan ... 58

| Problem | 58 |

R
Repetition	39, 132
Reputation	28, 29
Review of Systems	58

S
Sarah Palin	141
Silent pauses	61
Social History	58
Summary	58

T
| Tricolon | 40, 132 |

V
| Verbal pauses | 61 |
| Voice | 123 |

和文

あ
| アイコンタクト | 60, 109, 143 |
| 脚 | 59 |

| アセスメント | 58 |
| アリストテレス | 25 |

い
| 医学俗語 | 70, 77 |
| 隠喩 | 40, 132, 138 |

う
| 腕 | 59 |

え
| エートス | 25, 26, 110, 126, 153 |

か
家族歴	58
髪	144
体	33, 123
冠詞	98
患者情報	57

き
| 既往歴 | 57 |
| キケロ | 36 |

け
系統的レビュー	58
結語	59
検査所見	58
現病歴	57

Index

こ

声 33, 37, 60
言葉による間合い 61
言葉の間合い 86

さ

サラ・ペイリン 140, 141
三対句 40, 132, 133

し

ジェスチャー 143
姿勢 33
社会歴 58
修辞学 126, 132
修辞法 141
主訴 57
症例プレゼンテーション
 .... 48, 50, 56, 102, 161
ジョージ・W・ブッシュ 41
ジョン・F・ケネディ 122
身体所見 58

ち

沈黙の間合い 61, 86

つ

対句法 40, 132, 135

て

デュバル・パトリック 121

は

発音 45, 62, 64, 65, 97
パトス 26, 110, 126, 128, 153
バラク・オバマ 116
反復 39, 132, 137

ひ

評判 28, 29

ふ

服装 28, 30
プラン 58
プレゼンテーション
 44, 45, 48, 50, 52, 86, 90, 92, 94, 106, 109, 110, 157, 159
プレゼンテーション評価シート 170
プロブレムリスト 58

へ

弁論術 27

ほ

ボディランゲージ 59

ま
マーチン・ルーサー・キング ……………… 40

み
身だしなみ ……………………………… 28, 30

め
眼 ………………………………………… 33, 36

や
薬歴 ………………………………………… 57

よ
要約 ………………………………………… 58

れ
レトリック ……………… 116, 126, 132, 141

ろ
ロゴス ………………… 26, 110, 126, 130, 153

医学とバイオサイエンスの 羊土社

羊土社 臨床医学系書籍ページ　http://www.yodosha.co.jp/medical/

- 羊土社では，診療技術向上に役立つ様々なマニュアル書から臨床現場ですぐに役立つ書籍，また基礎医学の書籍まで，幅広い医学書を出版しています．
- 羊土社のWEBサイト"羊土社 臨床医学系書籍ページ"は，診療科別分類のほか目的別分類を設けるなど書籍が探しやすいよう工夫しております．また，書籍の内容見本・目次などもご覧いただけます．ぜひご活用ください．

▼ メールマガジン「羊土社メディカルON-LINE」にご登録ください ▼

- メディカルON-LINE（MOL）では，羊土社の新刊情報をはじめ，お得なキャンペーン，学会・フェア情報など皆様に役立つ情報をいち早くお届けしています．
- 毎月3回の配信です（研修医号，エキスパート号，医学総合号）．各号のテーマに沿って情報を配信いたします．
- 登録・配信は無料です．登録は，上記の"羊土社 臨床医学系書籍ページ"からお願いいたします．

Dr.リトルが教える 医学英語スピーキングが素晴らしく上達する方法
症例プレゼンや日常臨床，学会発表などで聞き手を惹きつける話し方の秘訣と英文例

2013年1月1日　第1刷発行	著　者	ドーリック・リトル
	監　訳	町　淳二
	発行人	一戸 裕子
	発行所	株式会社 羊 土 社
		〒101-0052
		東京都千代田区神田小川町2-5-1
		TEL 03（5282）1211
		FAX 03（5282）1212
©YODOSHA CO., LTD. 2013		E-mail eigyo@yodosha.co.jp
Printed in Japan		URL http://www.yodosha.co.jp/
ISBN978-4-7581-1728-9	印刷所	株式会社 加藤文明社

本書の複写にかかる複製，上映，譲渡，公衆送信（送信可能化を含む）の各権利は（株）羊土社が保有します．
本書を無断で複製する行為（コピー，スキャン，デジタルデータ化など）は，著作権法上での限られた例外（「私的使用のための複製」など）を除き禁じられています．研究活動，診療を含み業務上使用する目的で上記の行為を行うことは大学，病院，企業などにおける内部的な利用であっても，私的使用には該当せず，違法です．また私的使用のためであっても，代行業者等の第三者に依頼して上記の行為を行うことは違法となります．

JCOPY ＜（社）出版者著作権管理機構 委託出版物＞
本書の無断複写は著作権法上での例外を除き禁じられています．複写される場合は，そのつど事前に，（社）出版者著作権管理機構（TEL 03-3513-6969，FAX 03-3513-6979，e-mail：info@jcopy.or.jp）の許諾を得てください．

羊土社のおすすめ書籍

Dr.岩田健太郎の スーパー指導術

劇的に効果が出る"教えるコツ""教わるコツ"

著／岩田健太郎

Dr.岩田のもっと楽しく効果的に研修医指導を行うコツが1冊に！ 研修医に伝わる怒り方，個性に合わせた接し方，カンファレンスを刺激的にするコツなど，今日から実践できる指導術が満載！

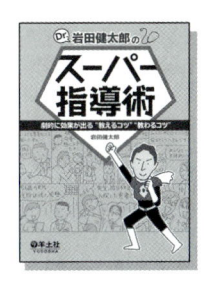

- 定価（本体3,300円＋税）
- A5判 ■ 206頁 ■ ISBN978-4-7581-1725-8

医療に必ず役立つ iPhone/iPad

日常診療・文献管理・勉強・学会などにアプリやWebサービスを徹底活用！

著／井内裕之

あらゆる医療従事者のためのiPhone/iPad活用書が登場！仕事をより便利に，より効率的に行うために，厳選されたアプリやWebサービスを使いこなす方法が満載で，初級者にもわかりやすい実用的な一冊です．

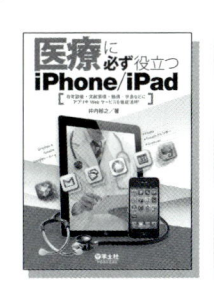

- 定価（本体3,400円＋税）
- B5判 ■ 206頁 ■ ISBN978-4-7581-0813-3

米国式 症例プレゼンテーションが劇的に上手くなる方法

病歴・身体所見の取り方から診療録の記載，症例呈示までの実践テクニック

編著／岸本暢将

プレゼン先進国アメリカ仕込みの，症例プレゼンをわかりやすくするノウハウが満載！ 豊富な日本語・英語例文付きだから，すぐ使えます．
さらに，診療の合間にサッと確認できる，携帯に便利な「ポイント要約カード」付き！

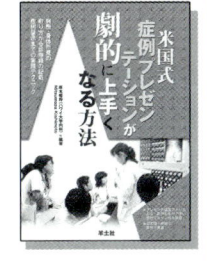

- 定価（本体3,200円＋税）
- B5判 ■ 164頁 ■ ISBN978-4-89706-681-3

臨床能力をきたえる ハワイ大学式 PBLマニュアル

すべての医師に求められる『問題発見・解決能力』をマスターする厳選症例！

監修／黒川清
編集・監訳／徳田安春，岸本暢将
編集／Gordon M. Greene
翻訳／齋藤中哉，
　　　ハワイ大学研修医他

優れたPBL教育を実践するハワイ大学医学部で実際に使用されている症例を翻訳！

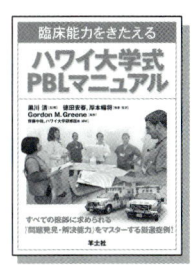

- 定価（本体3,800円＋税）
- B5判 ■ 309頁 ■ ISBN978-4-89706-693-6

発行　羊土社 YODOSHA　〒101-0052 東京都千代田区神田小川町2-5-1　TEL 03(5282)1211　FAX 03(5282)1212
E-mail：eigyo@yodosha.co.jp
URL：http://www.yodosha.co.jp/

ご注文は最寄りの書店，または小社営業部まで

羊土社のおすすめ書籍

やさしい英語で外来診療
聞きもらしのない問診のコツ

監修／大山 優　著／安藤克利
協力／Jason F Hardy, 遠藤玲奈

英会話は苦手…という方にオススメ！　外来の流れに沿って，シンプルでも患者さんにしっかり伝わる口語表現を解説．症状ごとに必要な情報を確実に聞き取るコツがよくわかる！　日常ですぐ活かせる一冊です．[音声CDつき]

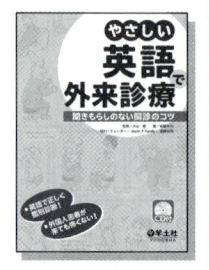

- 定価（本体 3,400円＋税）
- A5判　245頁　ISBN978-4-7581-1726-5

日本人研究者のための 絶対できる 英語プレゼンテーション

著／Philip Hawke, Robert F. Whittier
訳／福田 忍
編集協力／伊藤健太郎

スクリプト作成・スライド・発音・身振り・質疑応答と，英語プレゼンに必要なスキル，ノウハウをこの1冊で完全網羅！　英文例，チェックリスト，損をしない豆知識など知りたいことのすべてが詰まった決定版！

- 定価（本体 3,600円＋税）
- B5判　207頁　ISBN978-4-7581-0842-3

ハーバードでも通用した 研究者の英語術
ひとりで学べる英文ライティング・スキル

著／島岡 要, Joseph A. Moore

英語コミュニケーションの上達法は？　難題解決の鍵はライティングにあった！　実体験に基づいた，まとめる・伝える・売り込む英文作成のポイントから，代替表現，産みの苦しみの乗り越え方まで，内容充実の独習本．

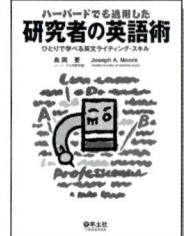

- 定価（本体 3,200円＋税）
- B5判　183頁　ISBN978-4-7581-0840-9

ライフサイエンス英語シリーズ

- 英米から発表された学術論文（約100誌）の抄録データベース解析をもとに執筆．
- ネイティブがよく使う重要な語句・表現を頻度とともに収録し，"英語らしい"自然な英語の習得に役立ちます！

ライフサイエンス英語 類語 使い分け辞典

編集／河本 健
監修／ライフサイエンス辞書プロジェクト
- 定価（本体 4,800円＋税）
- B6判　510頁　ISBN978-4-7581-0801-0

ライフサイエンス英語 動詞 使い分け辞典

動詞の類語がわかればアクセプトされる論文が書ける！

著／河本 健, 大武 博
監修／ライフサイエンス辞書プロジェクト
- 定価（本体 5,600円＋税）
- B6判　733頁　ISBN978-4-7581-0843-0

発行　羊土社 YODOSHA
〒101-0052 東京都千代田区神田小川町2-5-1　TEL 03(5282)1211　FAX 03(5282)1212
E-mail：eigyo@yodosha.co.jp
URL：http://www.yodosha.co.jp

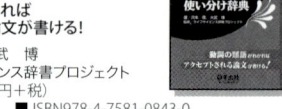

ご注文は最寄りの書店，または小社営業部まで

羊土社のおすすめ書籍

迷いやすい症例から学ぶ
ジェネラリストの診断力
Clinical Problem Solving

総合内科はおもしろい！

編者／宮田靖志，濱口杉大
執筆／江別市立病院総合内科

レジデントノートの人気連載が単行本化！病歴や診察，検査から何を読み取り，どう診断へと絞り込んでいるのか？ジェネラリストの思考プロセスを大公開！臨床推論を楽しみながら診断力が磨けます！

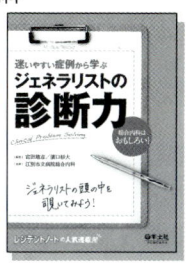

■ 定価（本体 4,000円＋税）
B5判 198頁 ISBN978-4-7581-1714-2

絶対受けたい！
Dr.ブランチのケースカンファレンス英語LIVE
病歴と身体所見から解き明かすホンモノの臨床推論

著／ジョエルブランチ，井上健司

ブランチ先生の大人気カンファレンスをリアル体験！診断プロセスを定型化しどんな患者さんでも見抜く力が身につく！英語による症例プレゼンの実例が豊富で，自分の発表にもすぐ使える！

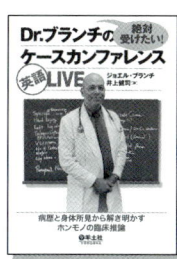

■ 定価（本体 3,800円＋税）
B5判 158頁 ISBN978-4-7581-1721-0

レジデントノート別冊
救急・ERノート

- 「最新エビデンス」と「現場の経験」に基づく丁寧な解説！
- ケーススタディやPros & Consで診療に即役立つ！
- 日々直面する問題とニーズにエキスパートが応える！

6 症候と疾患から迫る！ERの感染症診療
疑い，探し，組み立てる実践的な思考プロセス

編／大野博司

□ 定価（本体 5,500円＋税） □ B5判
□ 364頁 □ ISBN978-4-7581-1346-5

感染 or 非感染の見極め，必要な検査，治療の始め方など，ERでの鑑別・初期対応のポイントを症候・疾患別に解説．原因菌の絞り込みや抗菌薬処方などのコツも満載！

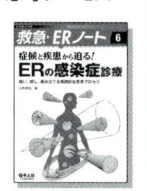

5 まずい！から始める意識障害の初期診療
ケーススタディとコーマ・ルールで系統的な診療を身につける

編／堤 晴彦，輿水健治，中田一之

□ 定価（本体 4,700円＋税） □ B5判
□ 276頁 □ ISBN978-4-7581-1345-8

1 もう怖くないめまいの診かた，帰し方
致死的疾患の見逃しを防ぎ，一歩進んだ診断と治療を行うために

編／箕輪良行

□ 定価（本体 4,500円＋税） □ B5判
□ 262頁 □ ISBN978-4-7581-1341-0

2 ショック ―実践的な診断と治療
ケースで身につける実践力とPros & Cons

編／松田直之

□ 定価（本体 4,500円＋税） □ B5判
□ 244頁 □ ISBN978-4-7581-1342-7

3 症例から学ぶ ERの輸液
―まず何を選び，どう変更するか

編／三宅康史

□ 定価（本体 4,600円＋税） □ B5判
□ 261頁 □ ISBN978-4-7581-1343-4

4 胸背部痛を極める
―あらゆる原因を知り，対処する
ケースで身につく専門医の実践的アドバンストスキル

編／森脇龍太郎，石川康朗

□ 定価（本体 4,600円＋税） □ B5判
□ 260頁 □ ISBN978-4-7581-1344-1

発行 **羊土社 YODOSHA**

〒101-0052 東京都千代田区神田小川町2-5-1　TEL 03(5282)1211　FAX 03(5282)1212
E-mail：eigyo@yodosha.co.jp
URL：http://www.yodosha.co.jp/

ご注文は最寄りの書店，または小社営業部まで

プライマリケアと救急を中心とした総合誌

レジデントノート

年間定期購読料(送料サービス)
- 月刊のみ　12冊
  定価（本体24,000円＋税）
- 月刊＋増刊
  増刊を含む定期購読は羊土社営業部までお問い合わせいただくか、ホームページをご覧ください。
  URL：http://www.yodosha.co.jp/rnote

医療現場での実践に役立つ研修医のための必読誌！

レジデントノートは、
研修医・指導医にもっとも
読まれている研修医のための雑誌です

月刊　毎月1日発行　B5判　定価（本体2,000円＋税）

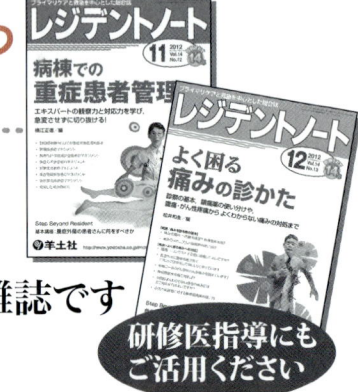

研修医指導にも
ご活用ください

特徴
① 医師となって最初に必要となる"基本"や"困ること"をとりあげ、ていねいに解説！
② 画像診断，手技，薬の使い方など，すぐに使える内容！日常の疑問を解決できます
③ 先輩の経験や進路選択に役立つ情報も読める！

増刊 レジデントノート

増刊　年6冊発行　B5判

月刊レジデントノートの
わかりやすさで，1つのテーマを
より広く，より深く解説！

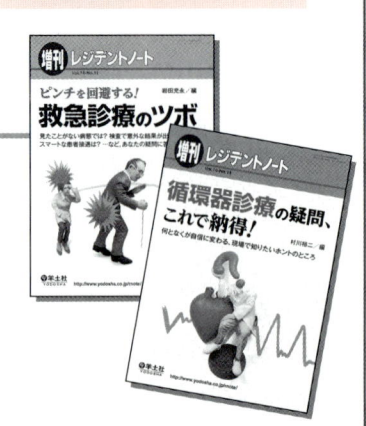

発行　**羊土社 YODOSHA**　〒101-0052 東京都千代田区神田小川町2-5-1　TEL 03(5282)1211　FAX 03(5282)1212
E-mail：eigyo@yodosha.co.jp
URL：http://www.yodosha.co.jp/

ご注文は最寄りの書店、または小社営業部まで